新生儿精细化护理系列

丛书主编　胡晓静

新生儿先天性心脏病护理画册

XINSHENG'ER XIANTIANXING XINZANGBING HULI HUACE

胡晓静　主编　　黄国英　主审

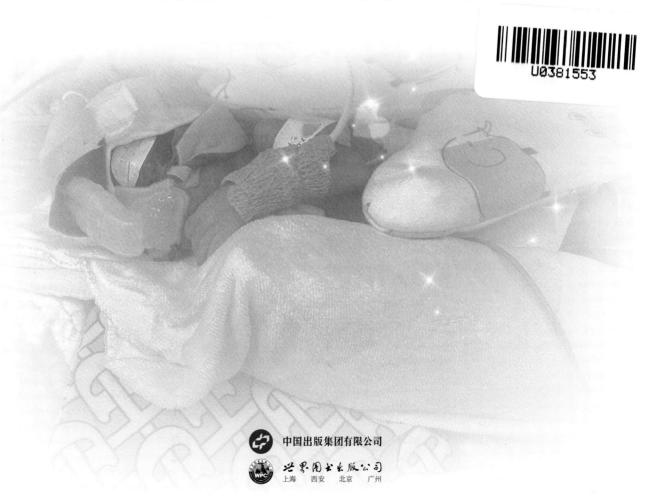

中国出版集团有限公司

世界图书出版公司
上海　西安　北京　广州

图书在版编目（CIP）数据

新生儿先天性心脏病护理画册 / 胡晓静主编 . 一上海：上海世界图书出版公司，2024.7
ISBN 978-7-5192-9618-6

Ⅰ . ①新… Ⅱ . ①胡… Ⅲ . ①小儿疾病—先天性心脏病—护理—画册 Ⅳ . ①R473.72-64

中国国家版本馆 CIP 数据核字（2024）第 091036 号

书　　名	**新生儿先天性心脏病护理画册**
	Xinsheng'er Xiantianxing Xinzangbing Huli Huace
主　　编	胡晓静
主　　审	黄国英
策　　划	沈蔚颖
责任编辑	芮晴舟
装帧设计	南京展望文化发展有限公司
出版发行	上海世界图书出版公司
地　　址	上海市广中路 88 号 9-10 楼
邮　　编	200083
网　　址	http://www.wpcsh.com
经　　销	新华书店
印　　刷	杭州锦鸿数码印刷有限公司
开　　本	787mm × 1092mm　1/16
印　　张	4.25
字　　数	100 千字
版　　次	2024 年 7 月第 1 版　　2024 年 7 月第 1 次印刷
书　　号	ISBN 978-7-5192-9618-6/R · 732
定　　价	78.00 元

编写者名单

主　编

胡晓静

主　审

黄国英

参编人员（按姓氏音序排序）

顾　青　黄盼盼　李丽玲　陆天玮　吕天婵

罗雯懿　裴梦凡　徐昱璐　轩　妍　杨童玲

张　璟

序

出生缺陷又称先天缺陷,是指由于先天性、遗传性和不良环境等引起的出生时存在各种结构性畸形和功能异常的总称。中国出生缺陷的发生率占每年出生人口总数的4%～6%,其中先天性心脏病(简称先心病)发生率呈上升趋势,连续居出生缺陷首位,约占出生缺陷的27%。若没有及时诊治,患儿会有循环衰竭危险,导致休克和酸中毒,危及生命,增加外科手术的死亡率,先心病是造成0～4岁婴幼儿死亡的主要疾病之一。

复旦大学附属儿科医院在"十三五""十四五"期间从先心病的一级、二级、三级预防的角度进行了持续的研究,建立了新生儿先心病筛查和干预技术体系并推广应用,使危重症先心病得到及时救治,明显降低了婴幼儿死亡率。复旦大学附属儿科医院在国际上首创了POX+心脏杂音"双指标"筛查方案,成果发表在 *Lancet*、*Pediatrics* 等权威学术期刊上;在国内外率先建立新生儿先心病手术关键技术体系,手术成功率从低于90%提高至96%;在国际上率先建立了基于信息化管理的筛查和综合干预体系,研发基于云架构、通过移动端APP和电脑端的新生儿先心病筛查信息管理系统,建立了筛查、诊断、治疗、随访全流程的综合干预体系,为开展新生儿先心病筛查提供了强大的技术支撑;复旦大学附属儿科医院牵头制定了——《新生儿先天性心脏病筛查技术规范》标准并颁布实施,规范全国新生儿先心病筛查工作。2017—2019年,上海市筛查确诊先心病1 958例,手术治疗危重症512例,成功率94.9%;婴幼儿死因中先心病占比和婴儿死亡率逐年下降。2019年,全国有23个省上报筛查新生儿2 576 086名,筛查率80.77%,确诊先心病13 656例。授权发明等专利十余项,获得上海市科技进步一等奖,国家卫健委已将该研究成果在国内推广。

目前,将新生儿先心病的种类以及特点以画册形式呈现的书籍还是比较少的,本书由新生儿护理团队撰写和绘制,希望能帮助医务人员和家长更直观地了解新生儿先心病,并有助于医务人员和家长对先心患儿进行有效照护。本书包括"与新生儿先天性心脏病相关的因素""怀疑新生儿先天性心脏病时需要评估的内容""中国新生儿先天性心脏病'双指标'筛查的具体做法""新生儿先天性心脏病的分类""新生儿先天性心脏病的综合管理""各类新生儿先天性心脏病居家护理"等方面,并附有"新生儿先天性心脏病的手术名称及介绍""新生儿先天性心脏病相关词语的缩写"等,内容全面、丰富,简单易懂,希望有助于临床医护人员和患儿家长的阅读和理解,也希望有助于产科和新生儿科人员在收治先心病患儿时能及时识别和应对。

国家儿童医学中心、复旦大学附属儿科医院的新生儿护理团队多年来不断努力为小生命服务,是值得肯定的,也希望我们的新生儿团队能始终如一地为患儿的健康和家庭功能的完善而努力。在此,我们呼吁全社会一起关心呵护先心病患儿,多方齐发力,疾病才能除!

(黄国英)

中国医师协会儿科医师分会会长
中华医学会儿科学分会副主任委员/心血管学组组长
中华医学会罕见病分会副主任委员
2023年12月于上海

前言

先天性心脏病（简称先心病）持续占据新生儿先天缺陷之首，早期发现对降低新生儿先心病病死率和病残率至关重要，为此，项目组经过十余年的新生儿先心病筛查研究，最终总结出了"血氧饱和度联合心杂音听诊"的双指标新生儿先心病筛查方法。本方法可有效检出90%以上的新生儿重症先心病，现已成为国家标准，并在全国各省市、自治区、直辖市进行临床推广和应用。对于照护先心病患儿的医务人员和家长来说，除了需要知道筛查方法，还需要了解每种先心病的特点，从而有助于照护者对患儿实施更精准和精细的照护。

新生儿疾病治疗专业人员对于新生儿尤其是早产儿呼吸窘迫综合征、新生儿肺炎、高胆红素血症、颅内出血、感染等都掌握得非常熟练，对这些患儿的转运以及住院应该给予的观察和处理也都了如指掌，但是对于新生儿先天性心脏病往往不太了解，知道的最多、照护起来最熟练的是动脉导管未闭患儿。新生儿心脏和肺之间的肺动脉问题也非常常见，也就是肺动脉高压，对这些患儿的照护我们也非常熟悉。但是对于肺动脉闭锁、完全性肺静脉异位引流、大动脉转位、右室双出口、左心发育不良等的心脏结构性缺陷类疾病则需要更多简洁明了的证据来指导临床照护工作，先心病患儿的家长也需要了解疾病的特点和观察的重点。鉴于同行以及患儿家长对这些问题的需求，我们查阅了各种资料，同时咨询了专业领域的专家对内容进行审校，形成终稿。本书主要分为九章，从与新生儿先心病相关的因素开始讲述，到新生儿先心病需要的评估和筛查、简单的诊断评估、简洁明了的综合管理内容以及如何照护这些患儿，最后附有新生儿先心病的手术名称及介绍、相关词语的缩写等内容。在撰写过程中，我们力求简单明了，力求以图片和思维导图的方式进行内容的呈现，希望有助于新生儿疾病治疗专业人员以及患儿家长的理解和掌握，对于未解释到位之处敬请读者批评指正，我们会在后期改版时进行及时的完善。

此外，还需要说明的是，本书主要是针对新生儿时期发现的先心病进行阐述，而不是儿童期或者成人期的识别、处理和照护，故有其特定性，希望有新生儿照护需求的同仁或家长了解，也希望有更多的关于先心病的知识能得到普及和传播。在此感谢老师们的帮助和同仁们的参与。希望我们在先心病宝宝新生儿期间就能为其做好服务，做好照护，改善其生存，降低并发症的发生！

胡晓静

（胡晓静）

复旦大学附属儿科医院
国家儿童医学中心
中国医药教育协会新生儿护理分会
国家儿童医学中心儿科护理联盟新生儿亚组组长

目录

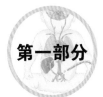
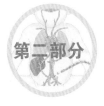

新生儿先天性心脏病
综述图解

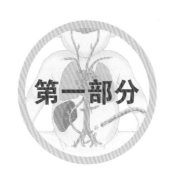

第一部分

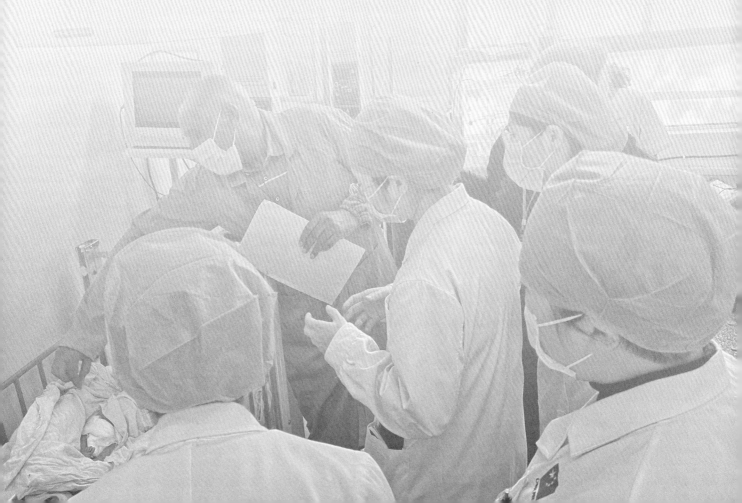

第一章　与新生儿先天性心脏病相关的因素

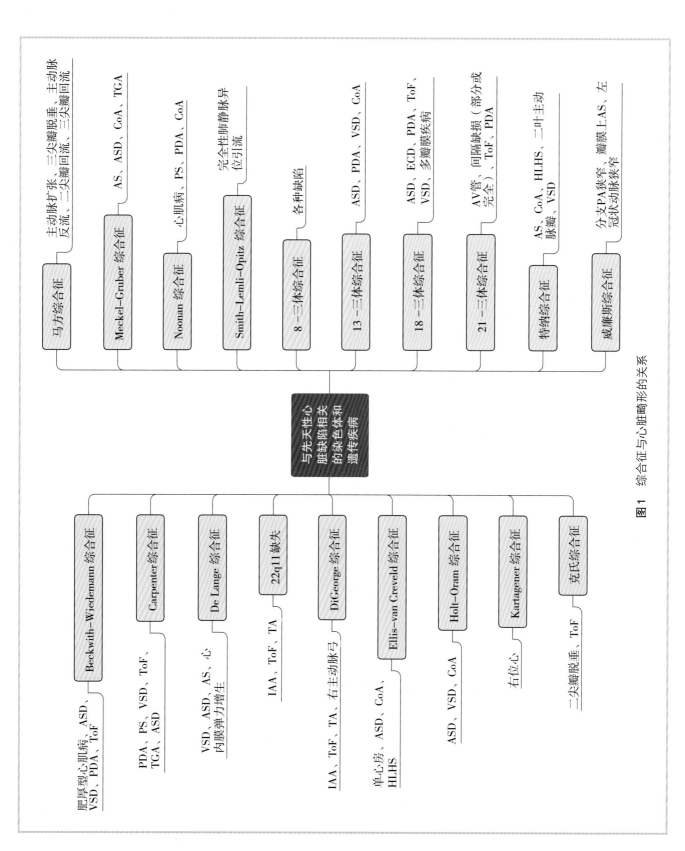

图1　综合征与心脏畸形的关系

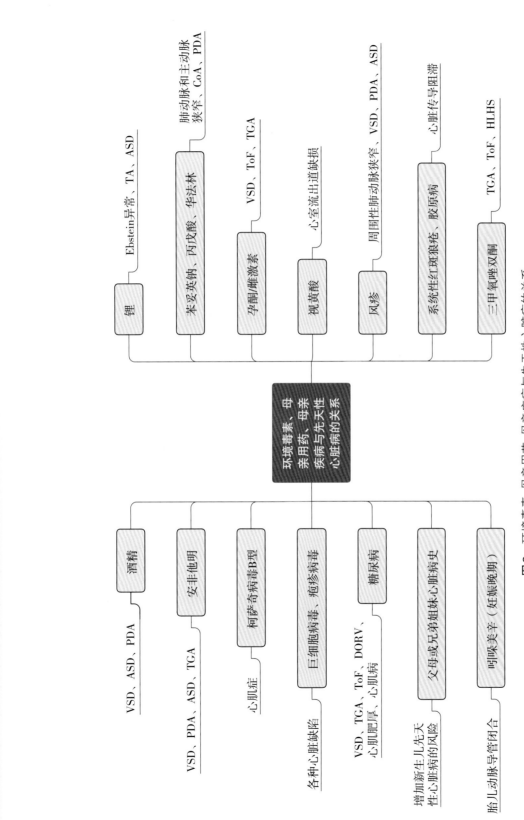

图 2 环境毒素、母亲用药、母亲疾病与先天性心脏病的关系

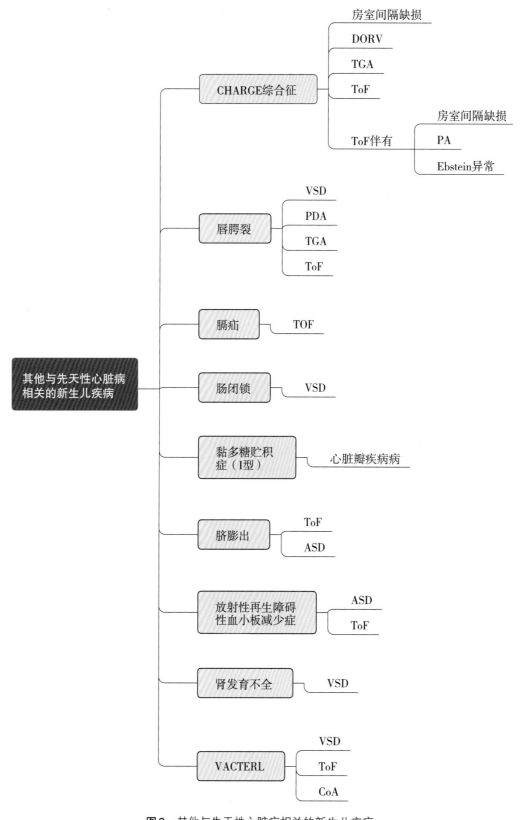

图3　其他与先天性心脏病相关的新生儿疾病

第二章　怀疑新生儿先天性心脏病时需要评估的内容

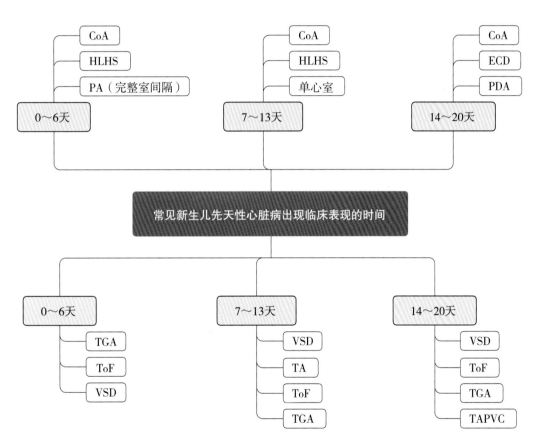

图4 常见新生儿先天性心脏病出现临床表现的时间

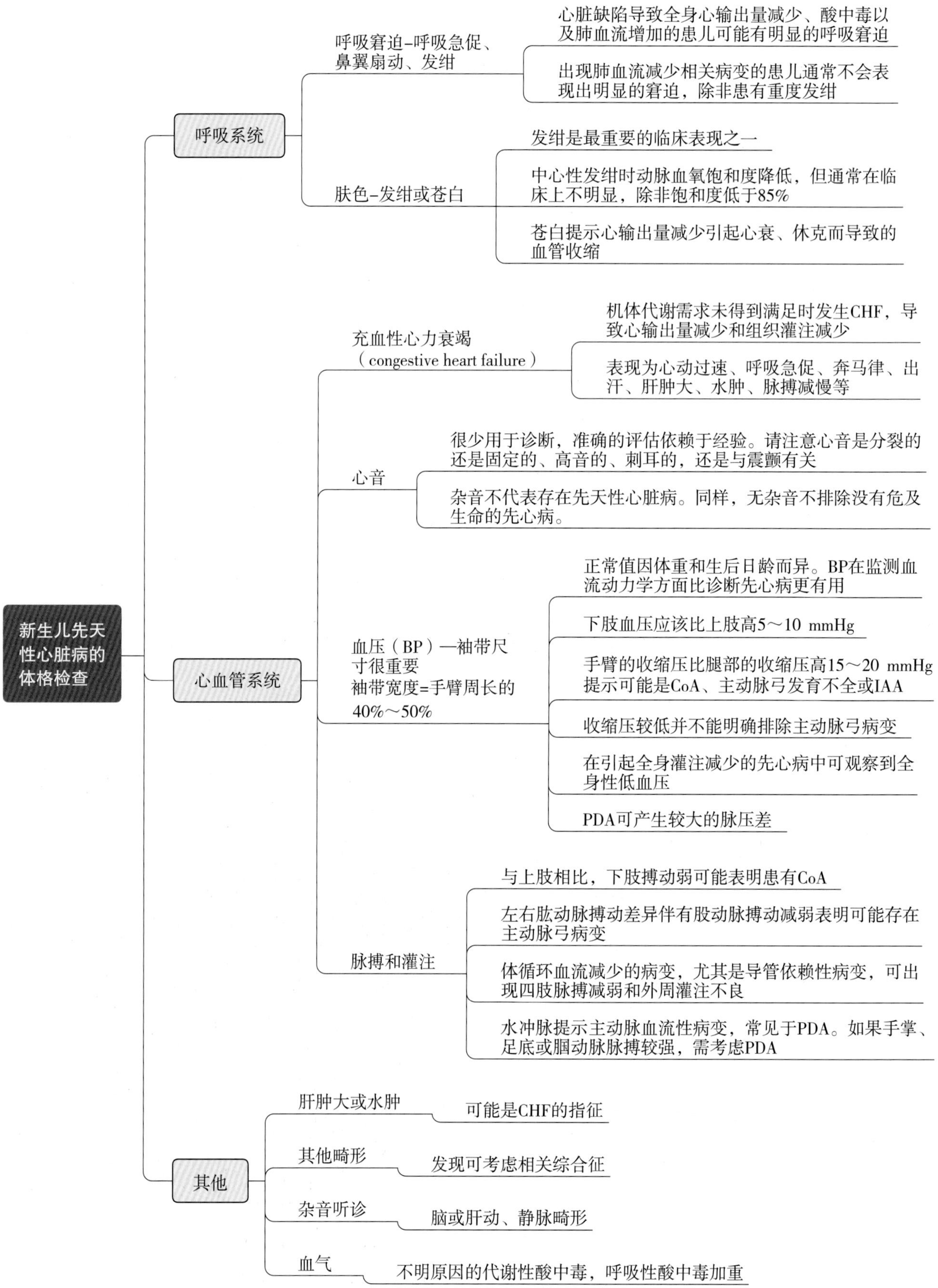

```
                                            ┌─ 心脏缺陷导致全身心输出量减少、酸中毒以
                          呼吸窘迫-呼吸急促、  │   及肺血流增加的患儿可能有明显的呼吸窘迫
                          鼻翼扇动、发绀 ──────┤
              ┌─ 呼吸系统                    └─ 出现肺血流减少相关病变的患儿通常不会表
              │                                 现出明显的窘迫，除非患有重度发绀
              │
              │                          ┌─ 发绀是最重要的临床表现之一
              │           肤色-发绀或苍白 ┼─ 中心性发绀时动脉血氧饱和度降低，但通常在临
              │                          │   床上不明显，除非饱和度低于85%
              │                          └─ 苍白提示心输出量减少引起心衰、休克而导致的
              │                              血管收缩
```

充血性心力衰竭（congestive heart failure）
- 机体代谢需求未得到满足时发生CHF，导致心输出量减少和组织灌注减少
- 表现为心动过速、呼吸急促、奔马律、出汗、肝肿大、水肿、脉搏减慢等

心音
- 很少用于诊断，准确的评估依赖于经验。请注意心音是分裂的还是固定的、高音的、刺耳的，还是与震颤有关
- 杂音不代表存在先天性心脏病。同样，无杂音不排除没有危及生命的先心病。

血压（BP）—袖带尺寸很重要 袖带宽度=手臂周长的40%～50%
- 正常值因体重和生后日龄而异。BP在监测血流动力学方面比诊断先心病更有用
- 下肢血压应该比上肢高5～10 mmHg
- 手臂的收缩压比腿部的收缩压高15～20 mmHg提示可能是CoA、主动脉弓发育不全或IAA
- 收缩压较低并不能明确排除主动脉弓病变
- 在引起全身灌注减少的先心病中可观察到全身性低血压
- PDA可产生较大的脉压差

脉搏和灌注
- 与上肢相比，下肢搏动弱可能表明患有CoA
- 左右肱动脉搏动差异伴有股动脉搏动减弱表明可能存在主动脉弓病变
- 体循环血流减少的病变，尤其是导管依赖性病变，可出现四肢脉搏减弱和外周灌注不良
- 水冲脉提示主动脉血流性病变，常见于PDA。如果手掌、足底或腘动脉脉搏较强，需考虑PDA

其他
- 肝肿大或水肿 —— 可能是CHF的指征
- 其他畸形 —— 发现可考虑相关综合征
- 杂音听诊 —— 脑或肝动、静脉畸形
- 血气 —— 不明原因的代谢性酸中毒，呼吸性酸中毒加重

新生儿先天性心脏病的体格检查（呼吸系统、心血管系统、其他）

图5 新生儿先天性心脏病的体格检查

第三章 中国新生儿先天性心脏病"双指标"筛查的具体做法

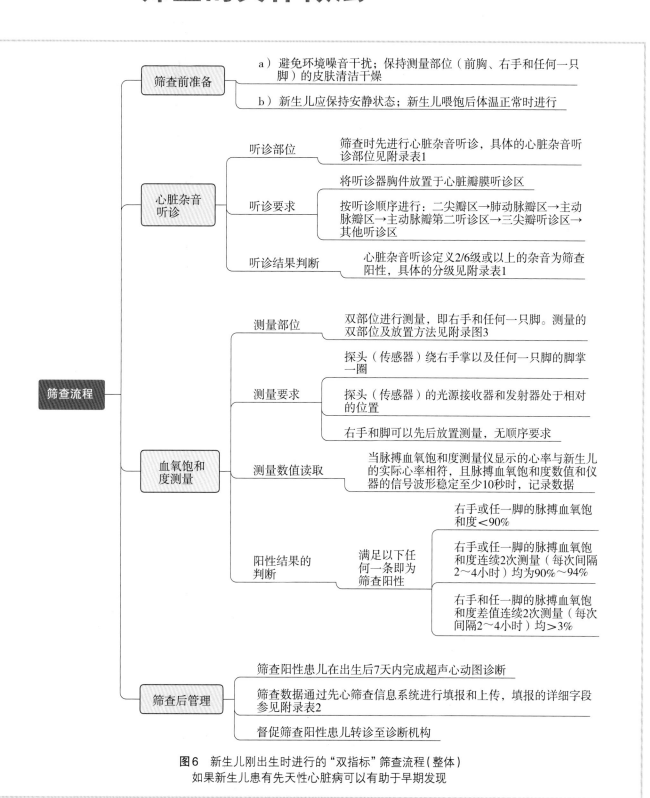

图6 新生儿刚出生时进行的"双指标"筛查流程(整体)
如果新生儿患有先天性心脏病可以有助于早期发现

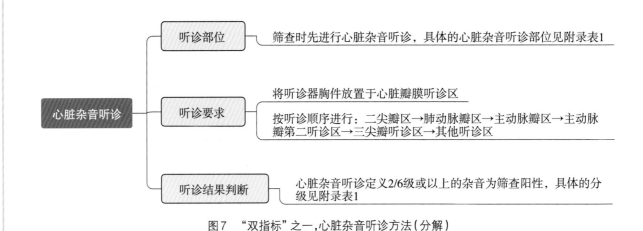

图7 "双指标"之一,心脏杂音听诊方法(分解)

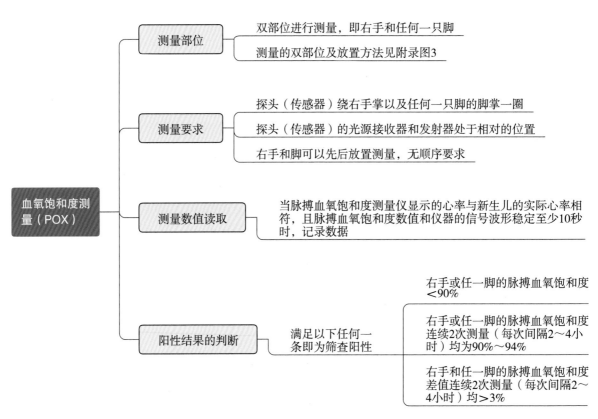

图8 "双指标"之一,血氧饱和度测量方法(分解)

第四章　新生儿先天性心脏病的诊断评估

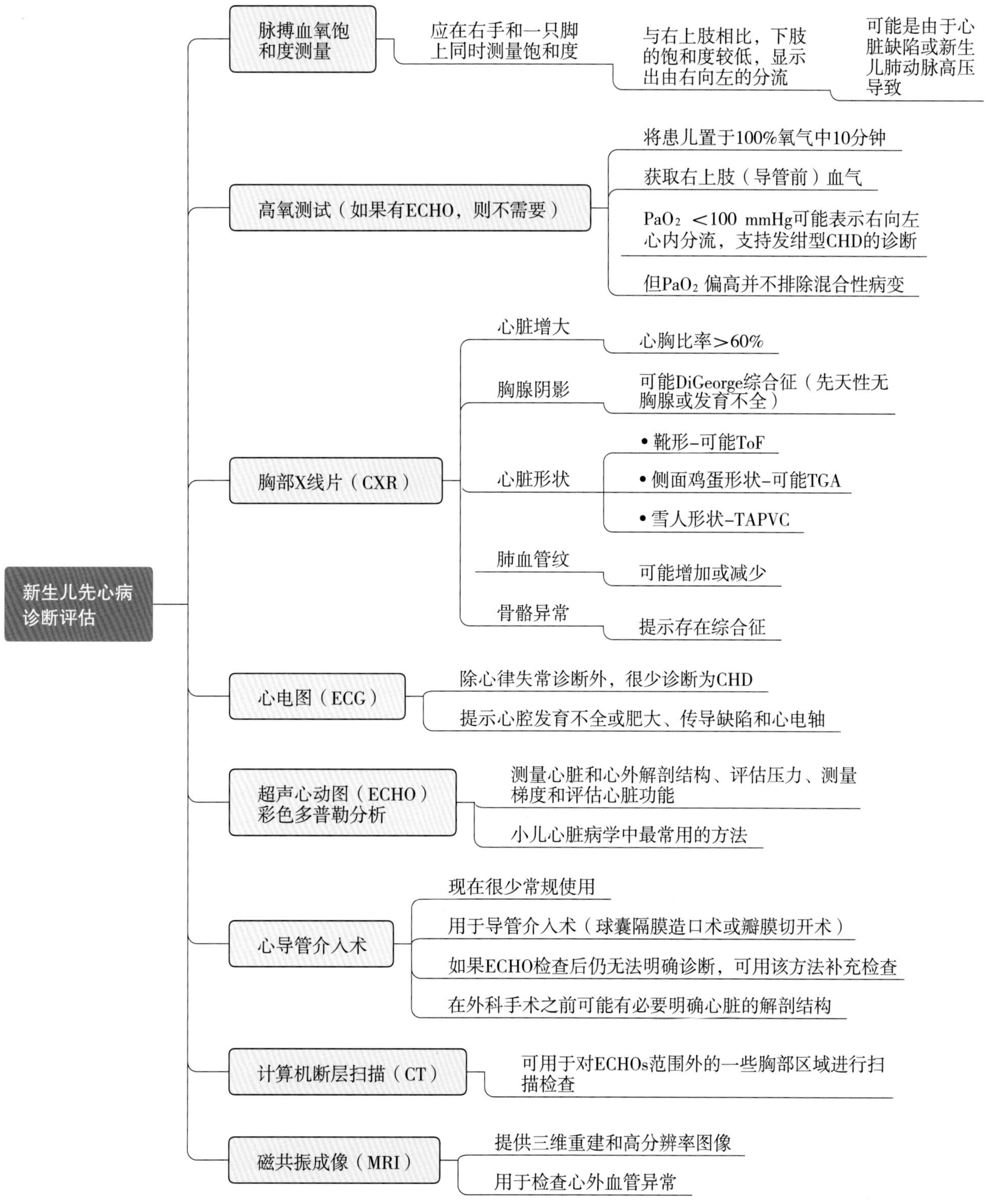

脉搏血氧饱和度测量
- 应在右手和一只脚上同时测量饱和度
- 与右上肢相比，下肢的饱和度较低，显示出由右向左的分流
- 可能是由于心脏缺陷或新生儿肺动脉高压导致

高氧测试（如果有ECHO，则不需要）
- 将患儿置于100%氧气中10分钟
- 获取右上肢（导管前）血气
- PaO_2 <100 mmHg可能表示右向左心内分流，支持发绀型CHD的诊断
- 但PaO_2偏高并不排除混合性病变

胸部X线片（CXR）
- 心脏增大
  - 心胸比率>60%
- 胸腺阴影
  - 可能DiGeorge综合征（先天性无胸腺或发育不全）
- 心脏形状
  - 靴形-可能ToF
  - 侧面鸡蛋形状-可能TGA
  - 雪人形状-TAPVC
- 肺血管纹
  - 可能增加或减少
- 骨骼异常
  - 提示存在综合征

新生儿先心病诊断评估

心电图（ECG）
- 除心律失常诊断外，很少诊断为CHD
- 提示心腔发育不全或肥大、传导缺陷和心电轴

超声心动图（ECHO）彩色多普勒分析
- 测量心脏和心外解剖结构、评估压力、测量梯度和评估心脏功能
- 小儿心脏病学中最常用的方法

心导管介入术
- 现在很少常规使用
- 用于导管介入术（球囊隔膜造口术或瓣膜切开术）
- 如果ECHO检查后仍无法明确诊断，可用该方法补充检查
- 在外科手术之前可能有必要明确心脏的解剖结构

计算机断层扫描（CT）
- 可用于对ECHOs范围外的一些胸部区域进行扫描检查

磁共振成像（MRI）
- 提供三维重建和高分辨率图像
- 用于检查心外血管异常

图9　新生儿先天性心脏病诊断评估

第五章　新生儿先天性心脏病的分类

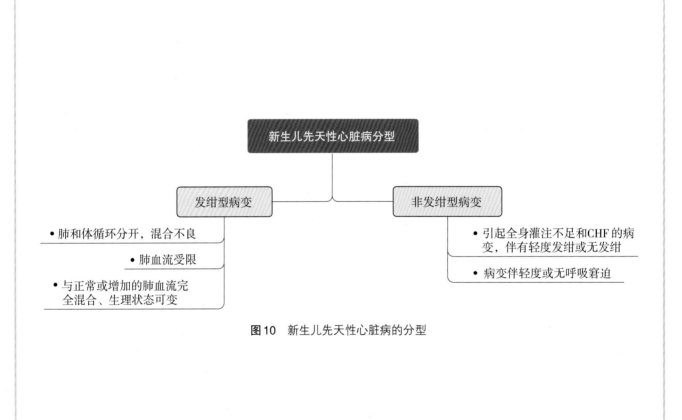

图10　新生儿先天性心脏病的分型

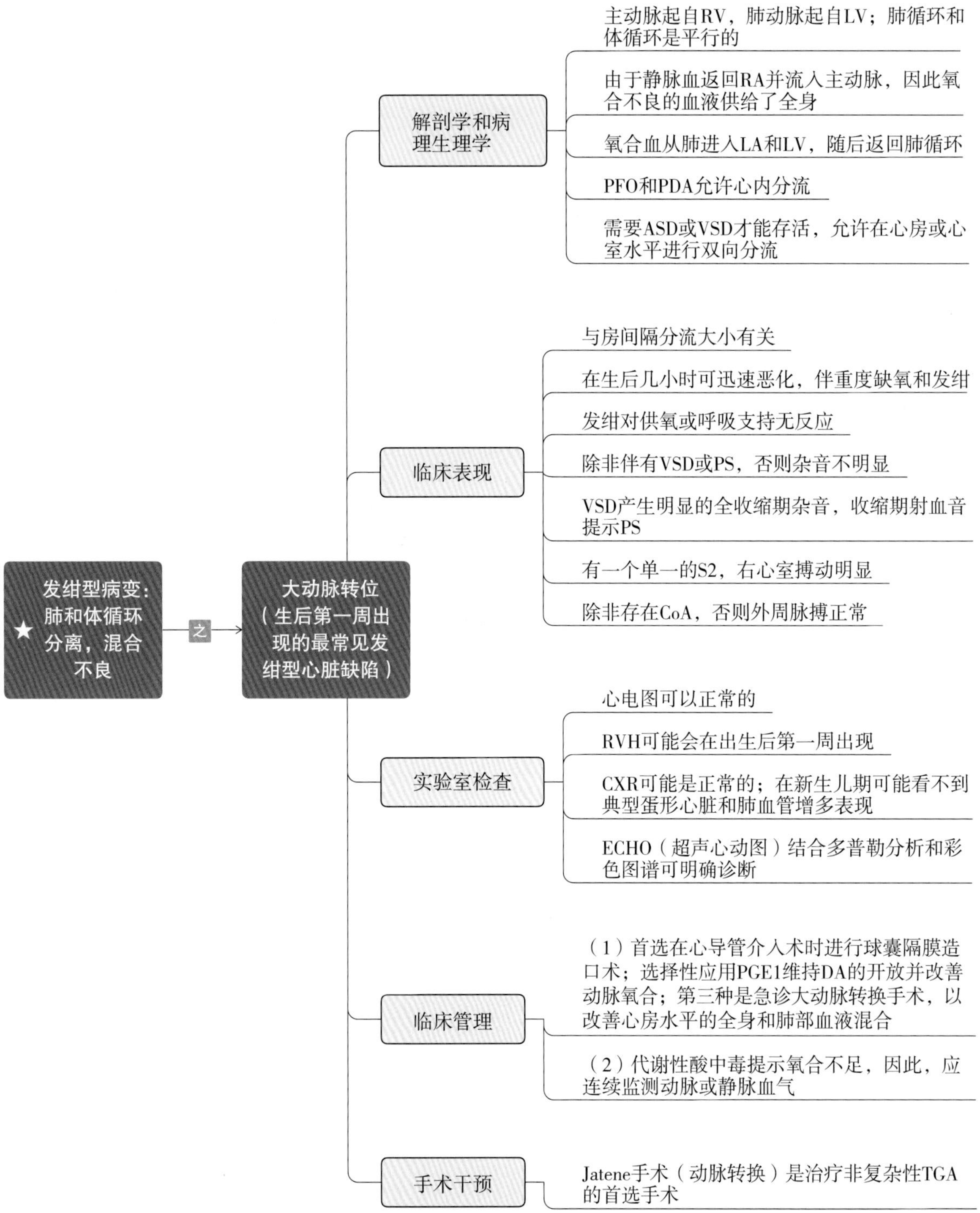

解剖学和病理生理学
- 主动脉起自RV，肺动脉起自LV；肺循环和体循环是平行的
- 由于静脉血返回RA并流入主动脉，因此氧合不良的血液供给了全身
- 氧合血从肺进入LA和LV，随后返回肺循环
- PFO和PDA允许心内分流
- 需要ASD或VSD才能存活，允许在心房或心室水平进行双向分流

临床表现
- 与房间隔分流大小有关
- 在生后几小时可迅速恶化，伴重度缺氧和发绀
- 发绀对供氧或呼吸支持无反应
- 除非伴有VSD或PS，否则杂音不明显
- VSD产生明显的全收缩期杂音，收缩期射血音提示PS
- 有一个单一的S2，右心室搏动明显
- 除非存在CoA，否则外周脉搏正常

发绀型病变：肺和体循环分离，混合不良 ★ 之 大动脉转位（生后第一周出现的最常见发绀型心脏缺陷）

实验室检查
- 心电图可以正常的
- RVH可能会在出生后第一周出现
- CXR可能是正常的；在新生儿期可能看不到典型蛋形心脏和肺血管增多表现
- ECHO（超声心动图）结合多普勒分析和彩色图谱可明确诊断

临床管理
- （1）首选在心导管介入术时进行球囊隔膜造口术；选择性应用PGE1维持DA的开放并改善动脉氧合；第三种是急诊大动脉转换手术，以改善心房水平的全身和肺部血液混合
- （2）代谢性酸中毒提示氧合不足，因此，应连续监测动脉或静脉血气

手术干预
- Jatene手术（动脉转换）是治疗非复杂性TGA的首选手术

图11 大动脉转位

由四个缺损组成：①肺动脉狭窄；②大VSD；③主动脉骑跨；④RV肥大

PA发育不全、ASD或FO、PDA或全身-肺侧支血管也可能存在

在严重的ToF中，存在肺动脉瓣闭锁或RV流出道闭锁和主肺动脉闭锁

相关缺陷包括约25%的右主动脉弓，很少出现可能影响手术修复的左冠状动脉前降支异常起源于右冠状动脉

RV流出道梗阻导致肺血流量减少；因此，氧分压低的RV血液通过VSD转入LV进入主动脉，导致全身动脉血氧饱和度降低 | 分流程度取决于RV流出道梗阻的严重程度、VSD大小以及肺和全身血流阻力

PDA的存在导致肺部血供增加

较大的VSD导致RV和LV压力相当，来自2个心室的血液进入体循环

分流方向取决于肺血管和全身血管阻力的差异

从左向右分流导致"粉色四联症"，而从右向左分流导致深度发绀

外周PaO_2取决于静脉混合血量和肺血流量

解剖学和病理生理学

★发绀型病变：肺血流受限

之

法洛四联症（生后第三周出现青紫的最常见原因）

临床表现

大多数患儿都有不同程度的发绀

发绀的程度取决于PS（闭锁）的严重程度

如果RV流出道梗阻为轻度或中度，心内分流主要是从左向右，婴儿最初不会发绀（粉色Tet）

通常有一个单一的S2和可触及的RV冲动

通过狭窄肺动脉瓣的血流导致收缩期射血杂音；而没有这种杂音提示RV流出道闭锁

严重失代偿或"缺氧发作"在婴儿或儿童中更常见，但也可能发生在新生儿中

实验室检查

新生儿心电图正常

RVH可能在生后的第一个月出现

CXR上心脏大小正常，但肺血供减少和右主动脉弓可能明显

典型的靴形心脏在新生儿期并不常见

超声显示VSD和主动脉骑跨

临床管理

大多数患ToF和PS的新生儿不需要PGE1

对于严重的PS，需要PGE1来维持导管开放和增加肺血流量

需要PGE1的新生儿和肺动脉严重发育不全及明显发绀的婴儿接受姑息性手术以增加肺血流量

经典的Blalock-Taussig分流术是锁骨下动脉和肺动脉之间的直接吻合术

改良Blalock-Taussig分流术现在更常见

合成Gore-Tex人造血管在主动脉或其分支之一与肺动脉之间形成导管

另外，对于主要为肺动脉瓣狭窄但右心室流出道正常的患儿，也可以进行狭窄性肺动脉瓣的球囊扩张，以代替姑息性分流

手术干预

通过闭合VSD、纠正PS和扩大RV流出道完成最终修复

图12 法洛四联症

★ 发绀型病变：肺血流受限 — 之 → 三尖瓣闭锁

解剖学和病理生理学

- TA涉及三尖瓣发育不良，因此右心房和右心室之间没有直接相通
- 右心室可能发育不全或完全缺如
- 为了使血液离开右心房，心房水平必须有一个分流，以允许血液从右向左分流
- 90%的患儿还具有VSD，允许血液回流到心脏右侧，随后流回肺部
- 分类以大血管的解剖结构为依据：Ⅰ型包括相关大血管正常的那些类型；Ⅱ型包括伴有大血管转位的缺损
- 体循环血液返回右心房，在缺少三尖瓣的情况下，通过FO或ASD分流至左心房，与肺静脉血液混合后进入左心室
- 一些LV血液通过VSD进入右心室，然后进入肺循环
- 如果存在室间隔完整或PS，则必须存在PDA才能存活

临床表现

- 新生儿表现的特征是导管闭合时收缩期射血杂音（肺动脉瓣狭窄）和发绀
- 有一个单一的S2和正常的心前区活动
- 可能存在PDA杂音以及来自VSD的全收缩期杂音
- 如果VSD较大，则在出生后的前几天可能会出现呼吸急促、左心室搏动和第三心音

实验室检查

- 心电图显示上、左额平面轴异常
- 右心室发育不全导致右心室力和LVH下降
- CXR不是诊断性的，可能显示正常的心脏大小或心脏扩大
- 严重发绀的新生儿可能肺血管分布减少
- 采用多普勒分析和彩色图谱的ECHO显示了RV流出道的解剖结构、PA、PDA和ASD
- 很少需要在手术前进行心导管介入术以评估肺动脉解剖结构

临床管理

- 即刻的医疗管理的目标是保持足够的PBF
- 这是通过使用PGE1保持DA开放来实现的
- 如果在心房水平存在显著的血流限制，则可能需要球囊心房间隔造口术以获得足够的PBF

手术干预

- 在新生儿期，常用的姑息性手术是改良Blalock-Taussig体-肺分流术。通过单次手术（Fontan）或分阶段方法（Glenn手术后Fontan手术）实现最终缓解

图13 三尖瓣闭锁

解剖学和病理生理学
- 右心室至肺动脉无血流
- 肺血流由未闭的动脉导管提供
- 由于产前血流减少，存在不同程度的右心发育不全
- 缺损范围从厚膜性瓣膜畸形（伴环发育不全）到严重PS
- 可能存在三尖瓣和右心室流入道发育不全
- 相关病变包括和右心室和冠状动脉之间的瘘管以及在新生儿期很少有限制性的房间隔缺损
- 全身静脉通过房间隔回流，在左心房中与肺静脉回流混合
- 穿过三尖瓣的顺行血流反流至右心房
- 右心室压力超过左心室压力

临床表现
- 新生儿在动脉导管闭合时极度缺氧，出生时可能发绀和呼吸急促
- 存在右心室的冲动，单一的S2
- 可能存在三尖瓣反流引起的高音调全收缩期杂音
- 如果动脉导管闭合，也可听到持续的动脉导管杂音

发绀型病变：肺血流受限 之 肺动脉闭锁伴室间隔完整

实验室检查
- 心电图可以是正常的，也可以显示不同程度的右心室肥大
- CXR显示由于右心房增大导致心脏扩大
- 肺血管分布程度取决于PDA分流的范围
- ECHO通过多普勒分析和彩色图谱可以发现该缺陷
- 术前可能需要进行心导管插入术以评估冠状动脉

临床管理
- 初始药物治疗包括前列腺素E1以维持动脉导管开放
- 在某些无右心室依赖性冠状动脉的病例中，可在心导管插入术时进行球囊肺动脉瓣成形术以打开肺动脉瓣

手术干预
- 根据右心室发育情况，选择双心室修补术或单心室进行手术瓣膜切开，并使用补片扩大右心室流出道
- 如果存在严重的发育不全或右心室依赖性冠状动脉循环，则需要进行单心室手术（改良Blalock–Taussig分流术、Glenn和Fontan手术）以分离体循环和肺循环

图14 肺动脉闭锁伴室间隔完整

```
                                                          瓣环下移入右室

                                                          瓣叶黏附在室间隔上

                                                          三尖瓣功能不全导致右心房压力升高和心房水
                                                          平的右向左分流
                                  解剖学和病
                                  理生理学                右心室压力低，右心室的功能容积减小

                                                          存在右心室发育不全、频发三尖瓣反流（可导
                                                          致右心房显著增大）、心脏增大和子宫内心力
                                                          衰竭（胎儿水肿）

                                                          大约50%的患儿患有Wolff–Parkinson–White综合
                                                          征（室上性心动过速）（Wernovsky & Gruber,
                                                          2005）或隐匿性旁路管道


                                                          发绀的范围从轻度到重度

                                                          患有严重畸形的婴儿由于右向左心房分流而出现严
                                  临床表现                重发绀

                                                          可能存在非特异性收缩期杂音以及射血音

                                                          有症状的新生儿常因左心室容量超负荷而出现心衰

  ★ 发绀型病变：        之
     肺血流受限    →→     Ebstein畸形
                                                          ECG变化包括异常P波、各种心律失常和右心室扩
                                                          张体征

                                                          CXR显示明显的心脏扩大和肺血供减少
                                  实验室检查
                                                          二维超声心动图可明确诊断；彩色图片多普勒分析
                                                          量化了通过肺动脉瓣的顺行血流量和三尖瓣功能不
                                                          全的程度，并显示心房水平分流

                                                          心导管插入术（通常不在新生儿期进行）期间心律
                                                          失常的风险增加


                                                          医疗管理的目标是在向宫外生活过渡期间，通过使用
                                                          前列腺素E（前列腺素）保持动脉导管的开放
                                  临床管理
                                                          提供补充氧气和维持呼吸性碱中毒会降低肺血管阻力
                                                          并促进肺血管血流增加

                                                          Atz、Monoz、Adatia和Wessel（2003）报告了吸入一氧
                                                          化氮的成功使用


                                                          对于一些严重受累的婴儿，如果没有前列腺素E就无法
                                  手术干预                维持足够的肺血流量，将需要进行全身–肺手术分流或
                                                          更积极的手术干预（Fontan手术或移植）

                                                          混合血促进肺血流正常或增加
```

图15　Ebstein畸形

肺静脉直接或间接连接到心脏右侧而不是左心房的一组缺损

TAPVC有多种解剖变异；肺静脉异常连接的最常见部位是：（1）经无名静脉（心上）至上腔静脉；（2）至冠状窦或右心房（心内）；（3）通过门静脉系统（心下）到下腔静脉；（4）混合型

心房内通路是维持生命所必需的

新生儿通常有动脉导管未闭

有时会出现左心缺陷、大动脉转位和法洛四联症

右心房中存在肺静脉回流与全身回流的完全混合

然后，血液通过卵圆孔分流至左心房

如果没有肺静脉阻塞，肺血流增加，并有轻度缺氧

但是，如果肺静脉回流受阻，则会出现肺静脉高压、肺水肿和肺血流减少

全身性缺氧是由于肺水肿导致肺血流减少和肺功能受损所致

解剖学和病理生理学

体征和症状各不相同，取决于是否存在梗阻

如果肺静脉连接受阻，则会出现发绀、呼吸窘迫、低心输出量伴代谢性酸中毒、呼吸衰竭、右心室抬举和单次S2

在无梗阻的患者中，呼吸急促和右心室病变逐渐发展的患儿，S2可分裂，在胸骨左缘检测到收缩期射血杂音

临床表现

发绀型病变：完全混合伴★肺血流量正常或增加，生理状态可变

之

完全性肺静脉异位引流

新生儿期心电图可正常

CXR显示肺静脉充血，血供增加和心脏扩大。"雪人征"（纵隔静脉扩张）可能很明显，但可被胸腺掩盖

如果存在梗阻，心脏大小可以正常或较小，伴重度肺水肿

ECHO描述了肺静脉的进入和汇合处的血流。彩色图谱和多普勒分析显示静脉阻塞部位和血流

实验室检查

新生儿肺梗阻需要呼吸和代谢支持以及急诊手术

梗阻型一定要急诊或者限期手术，或需要进行体外膜肺支持

临床管理

重建房间隔，将异位引流的肺静脉隔入左心房

如果存在梗阻，则需紧急纠治

这些新生儿的术后死亡率较高，因为常常存在肺动脉高压和肺血管反应性

手术干预

图16 完全性肺静脉异位引流

动脉干包括以下异常：横跨室间隔缺损的单个大血管，起源于心室，导致体循环血和肺循环血混合

这种缺陷有多种亚型

瓣膜的结构通常不正常，且常存在狭窄和反流

共存的缺损有室间隔缺损、右主动脉弓和其他弓异常

全身和肺静脉回流在躯干中完全混合

右心房中存在肺静脉回流与全身回流的完全混合

流入肺动脉和主动脉的血流方向取决于肺和全身血管的相对阻力。随着出生后最初几天肺阻力的下降，肺血流也在增加

这会导致肺和左心室流量增加、肺静脉高压和左心扩张

解剖学和病理生理学

体征和症状从轻微到严重不等，取决于畸形的复杂程度

出生时紫绀的程度因肺血流量而异

一般而言，随着肺血管阻力的减少，心衰的症状在出生后第一周占主导地位

动脉干瓣膜异常的新生儿有收缩期射血喀喇音；单个的S2

如果瓣膜狭窄，可以听到剧烈的收缩期射血杂音

临床表现

★ **发绀型病变：完全混合伴肺血流量正常或增加，生理状态可变** 之 **永存动脉干**

新生儿期心电图可正常

CXR显示心脏扩大和肺血管标记物增加，还可识别主动脉弓侧

ECHO确定诊断并定义相关缺陷

心导管介入术通常适用于那些不确定是否存在其他缺陷的患者

实验室检查

新生儿期手术修补是首选的治疗方法（Wernovsky & Gruber，2005）；因此应尽快安排手术

应积极处理心衰

临床管理

矫正（Rastelli手术）包括分离肺动脉与总干，关闭室间隔缺损，置入右心室至肺动脉的人工血管

可能需要根据婴儿的生长情况给予调整

手术干预

图17　永存动脉干

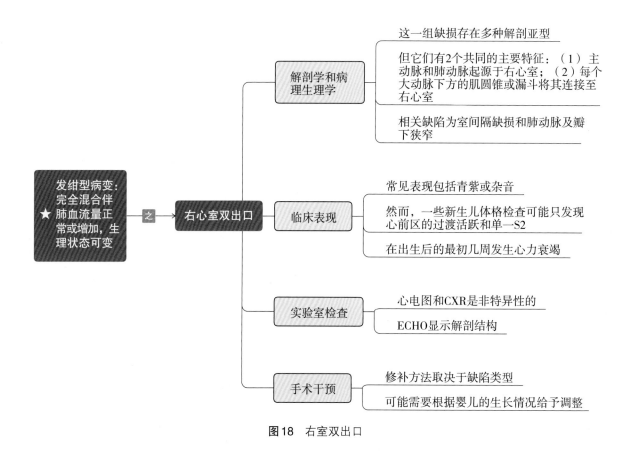

图18 右室双出口

解剖学和病理生理学
- 包括了主动脉瓣闭锁、二尖瓣闭锁以及重度LV和近端主动脉闭锁在内的一系列临床异常
- 相关缺陷为主动脉缩窄、肺静脉回流异常或右主动脉弓异常以及房间隔缺损或室间隔缺损
- 子宫内心内膜下缺血可导致左心室梗死或心内膜弹力纤维增生症
- 体循环由主肺动脉的血流维持，该血流通过动脉导管分流至主动脉
- 虽然支持了胎儿在子宫内的正常生长和发育，但这种循环模式不适合维持胎儿出生后的生活
- 动脉导管闭合后，出现严重的全身灌注不足、代谢性酸中毒和多系统器官衰竭

临床表现
- 当动脉导管开放时，新生儿可以表现正常
- 导管闭合导致灌注不良和血管收缩
- 心衰是由右心室容量和压力超负荷引起的

非发绀型病变 —(导致)→ 全身灌注不足和充血性心力衰竭并伴有轻度或无发绀的 ← 左心发育不全综合征

实验室检查
- 动脉血气和血氧饱和度可初步反映血流动力学的稳定性
- 动脉血氧饱和度为75%～80%，伴有正常的pH时表明全身和肺血流的平衡良好，外周灌注充足
- 酸中毒和动脉血氧饱和度超过90%表明存在肺过度循环、体循环血流减少和可能的心肌功能障碍
- ECG显示右胸导联的右心室力和QR波占优势
- CXR符合心脏扩大和肺血管增粗
- 超声心动图结合多普勒分析和彩超通常具有诊断价值，可显示左心室腔腔小、右心室腔扩张、三尖瓣反流、静脉解剖畸形和相关心脏缺损
- 由于ECHO技术的准确性，通常不需要进行心导管介入术

管理
- 维持动脉导管开放是生存的关键；因此，必须输注PGE1
- 需要支持性护理，包括治疗心衰的护理、休克的护理，以及血管通路、机械通气、镇静、肌力支持和PGE1治疗的护理等

手术干预
- HLHS采用分阶段手术进行修补，包括Norwood、Glenn和Fontan手术
- 由于小儿心肺医疗水平的进步，心脏移植是一种选择
- 有时候采用Norwood手术可作为心脏移植的过渡，使婴儿先存活下来，直至获得供体心脏

图19 左心发育不全综合征

解剖学和病理生理学
- 包括一系列畸形，从二叶、非阻塞性、功能正常的主动脉瓣到瓣膜严重狭窄、明显变形、严重梗阻的主动脉瓣
- 胎儿期对轻度至中度的梗阻耐受良好；出生后可能可以维持良好的左室收缩功能
- "危重"一词是指全身血流依赖于动脉导管的开放
- 主动脉瓣狭窄的危重患儿存在严重的宫内血流受限，通常伴有左心室肥大和生后左心室功能障碍
- 在这些新生儿中，大部分全身血流是依赖经动脉导管从肺动脉瓣分流至主动脉的
- 相关左侧异常（二尖瓣疾病和主动脉狭窄）并不少见

临床表现
- 严重主动脉瓣狭窄的临床表现类似于左心发育不全
- 心输出量减少和肺水肿很常见，会导致喂养不耐受和呼吸窘迫
- 有右心室抬举和轻柔的收缩期射血杂音，但无咔哒声
- 当动脉导管开放时，可触及外周脉搏，但随着动脉导管闭合，外周脉搏会减弱
- 右心室容量和压力超负荷导致右心房压力升高和肝肿大
- 动脉导管关闭后，左心室必须供应全身循环，随之而来的是休克、酸中毒和多系统衰竭
- 具有二叶主动脉瓣的新生儿在收缩期射血时可能无症状
- 在患儿刚出生时，可能无法发现该缺陷
- 轻度或中度主动脉瓣狭窄会引起收缩期射血咔哒声和辐射至背部的收缩期射血杂音
- 外周脉搏和心前区活动正常

实验室检查
- ECG通常是正常的，但在那些有严重狭窄和宫内左心室扩张和肥大的新生儿中，左心室肥大可能很明显
- CXR显示心脏扩大和肺水肿
- ECHO用于显示主动脉瓣的解剖结构和相关缺陷，通过多普勒可以分析压力梯度

管理
- 二叶主动脉瓣或轻度主动脉瓣狭窄通常耐受性良好
- 除细菌性心内膜炎的预防外，没有具体的治疗指征
- 随访是必不可少的，因为患儿可能因为主动脉瓣狭窄而在生后的最初几个月内情况恶化
- 一些患儿需要球囊瓣膜成形术进行治疗
- 主动脉瓣狭窄的危重患儿的管理包括治疗心衰、休克、建立血管通路、机械通气、镇静、正性肌力支持和PGE1治疗
- 如果房间隔完整或严重受限，可能需要紧急球囊瓣膜成形术或主动脉瓣球囊扩张成形术

手术干预
- 主动脉瓣切开术纠正危重主动脉瓣狭窄；切除瓣膜的融合部分，允许瓣膜在心脏收缩期间打开
- 患儿需要终身随访
- 通常需要再次手术或心导管介入术

非发绀型病变 → 主动脉瓣狭窄

全身灌注不足和充血性心力衰竭并伴有轻度或无发绀的

导致

图20 主动脉瓣狭窄

主动脉缩窄包括主动脉狭窄，最常见于左锁骨下动脉远端的近十二指肠区

或者，狭窄偶尔可位于主动脉弓或降主动脉

其他心脏异常，如二叶式主动脉瓣和VSD，也很常见

可能存在其他左侧结构（二尖瓣、左心室和主动脉瓣）发育不全和梗阻

动脉导管关闭后，左心室必须能够产生足够的压力，推动血流通过明显的梗阻部分，左室后负荷增加，新生儿心肌可能难以耐受

在主动脉弓离断中，主动脉不连续，根据主动脉离断的部位，主动脉弓离断可分为3种类型

在A型中，离断位于左锁骨下动脉和动脉导管主动脉弓之间。B型在左颈动脉和左锁骨下动脉之间，C型在无名动脉和左颈动脉之间

其他的异常包括室间隔缺损、主动脉肺动脉窗、动脉单干或大动脉转位

动脉导管的开放对生存至关重要，通过动脉导管的左至右分流与通过心房或心室水平的右向左分流实现平衡

解剖学和病理生理学

伴有轻度CoA且无主动脉瓣狭窄或间隔缺损的新生儿在临床上是稳定的，上肢和下肢脉搏与血压之间存在差异

单单是CoA的患儿通常不会发绀，也不会出现心脏杂音

如果存在其他共存的心脏缺陷，则可听到杂音

危重CoA属于外科急症

随着PDA的关闭，新生儿会出现CHF和低心输出量的体征和症状

偶尔会听到奔马律，与CHF有关

新生儿IAA的临床表现与CoA相似

当动脉导管关闭时临床会发生失代偿

临床表现

在出现CoA或IAA的新生儿中，ECG和CXR通常无明显异常

显著心脏扩大的体征提示是因为动脉导管闭合后出现相关病变、心室扩张或心肌功能障碍

ECHO有助于确定主动脉弓的病变，但如果动脉导管仍未闭合，则无法预测CoA的严重程度

实验室检查

危重新生儿的初始治疗与重度的AS相似

CHF和灌注不良是输注PGE1以维持动脉导管开放的指征

对于受影响较轻的患儿，特别是在心肌损伤发生前被诊断出的患儿，PGE1和肌力支持可能是手术修补前唯一必要的治疗

管理

CoA的手术修补采用主动脉弓成形术

对于不复杂的CoA患儿，在临床稳定时，可以选择早期修补

显著的高血压或下肢灌注不足是婴儿期早期手术干预的指征

患有IAA的新生儿对主动脉弓异常和相关缺陷（通常是相关VSD的闭合）进行一期同时完成修补重建

手术干预

非发绀型病变 导致 **主动脉缩窄和主动脉弓离断**

全身灌注不足和充血性心力衰竭并伴有轻度或无发绀的

图21 主动脉缩窄和主动脉弓离断

解剖学和病理生理学
- 从右心房至肺动脉的血流在瓣膜、瓣下或瓣上水平受阻
- 在瓣膜狭窄中，肺动脉瓣的小叶增厚并融合，形成一个狭窄的开口
- 狭窄远端的肺动脉可能扩张。由于室间隔完整，右心室压力显著升高并变得肥大
- 肺动脉狭窄可能分为重症（依赖动脉导管保证灌注）或非重症（肺血流不依赖于PDA）
- 右心室压力和肥大程度由梗阻程度决定
- 在非重症肺动脉狭窄中，右心室压力可能会超过体循环压力，并可能导致右向左分流和低氧血症
- 重度PS患儿，右心室肥大导致婴儿首先出现右向左分流和低氧血症

临床表现
- 轻度PS无症状
- 通常在孤立的PS患儿中发绀不明显，但在明显的右向左分流病例中可能观察到发绀
- 可听诊到辐射至肺部的收缩期射血咔哒声或刺耳的收缩期射血杂音
- 危重PS患者因右心室压力过度超负荷而出现心衰的体征和症状

非发绀型病变 → 肺动脉狭窄

轻度或无呼吸窘迫
导致

实验室检查
- 心电图在新生儿期通常正常，或在较大婴儿中可能显示右心室肥大
- 动脉血气也是正常的，除非有从右向左的分流
- 在CXR可看到肺动脉部位是扩张的，但在新生儿中可被胸腺遮挡
- ECHO可明确诊断，尤其是在中度或重度PS时
- 多普勒分析和彩色标测可准确估计右心室和肺动脉之间的收缩压梯度，并定位梗阻区域
- 导管插入术用于进行导管球囊瓣膜切开术

管理
- 在重症PS患儿中，需要PGE1来维持动脉导管开放
- 如果出现心力衰竭，则需进行支持性护理以使患儿稳定

手术干预
- 球囊瓣膜成形术是首选手术，然而，在某些情况下，需要通过胸骨正中切口进行肺动脉瓣切开术
- 在大多数危重PS患儿中，即使在瓣膜阻塞缓解后仍然存在右向左分流和低氧血症，因为右心室肥大不能立即消失
- 右心室肥大的缓解需要3～6个月，之后分流减少

图22 肺动脉狭窄

VSD可单独发生或与其他心脏缺陷联合出现

亚型根据位置分类：肺下型（漏斗型）、膜型、入口型（房室管型）和肌型

膜性室间隔缺损最常见

缺损的范围从小于1 mm到达到主动脉的大小，也可合并出现

解剖学和病理生理学

通过VSD的血流量与开口大小以及相对的全身和肺血管阻力成正比

在出生时，通过缺损的分流量受到高肺血管阻力的限制

随着肺血管阻力的下降，通过缺损的从左到右的血流增加

VSD新生儿通常无症状

由于左胸骨下缘有刺耳的收缩期杂音，可能怀疑该诊断

在生后最初的4～6周内，随着肺血管阻力的下降和左向右的分流导致肺血流增加，中度到大的缺损的血流动力学变得具有显著意义

临床表现

然而，即使VSD很大，充血性心力衰竭的症状也不常见

心衰的发展通常表明存有其他的心脏缺陷，除非婴儿为早产儿

早产儿出生时肺血管的阻力较低，较早发生左向右的分流导致肺水肿和心力衰竭

轻度或无呼吸窘迫

导致

非发绀型病变

室间隔缺损

通常在新生儿期心电图和CXR正常

实验室检查

采用多普勒分析和彩色标测的ECHO可确认病变的存在和位置，并可识别相关缺陷

大多数患儿在新生儿期都很好

管理

如果出现心衰，则实施临床治疗管理；这包括地高辛、利尿剂、降低后负荷药物的使用和热量补充

根据类型的不同，有些VSD患儿在婴儿期会自发性闭合

由于在生后最初的几个月很少出现症状，因此通常会推迟手术

如果婴儿很小（小于 2 kg）或存在多个室间隔缺损，则可能需要姑息性手术

手术干预

肺动脉带减少肺血流量，直到更合适的时间进行修补

手术包括通过缝线或合成补片闭合缺损

行胸骨正中切口，如果是干下型缺损通过肺动脉切口，通过右心房和三尖瓣到达缺损处，避免右心室切开术

图23　室间隔缺损

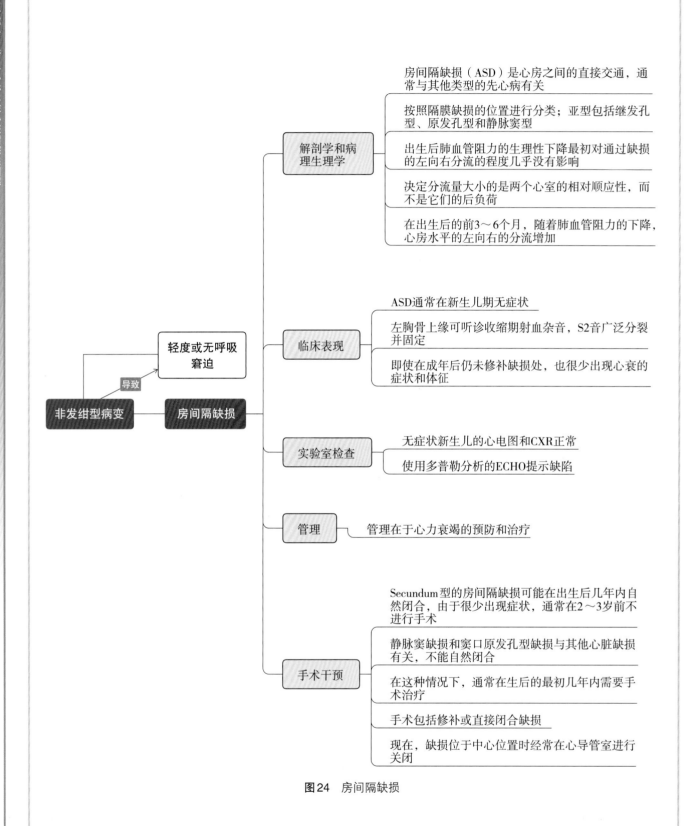

非发绀型病变 —— 导致 —— 轻度或无呼吸窘迫

房间隔缺损

解剖学和病理生理学
- 房间隔缺损（ASD）是心房之间的直接交通，通常与其他类型的先心病有关
- 按照隔膜缺损的位置进行分类；亚型包括继发孔型、原发孔型和静脉窦型
- 出生后肺血管阻力的生理性下降最初对通过缺损的左向右分流的程度几乎没有影响
- 决定分流量大小的是两个心室的相对顺应性，而不是它们的后负荷
- 在出生后的前3～6个月，随着肺血管阻力的下降，心房水平的左向右的分流增加

临床表现
- ASD通常在新生儿期无症状
- 左胸骨上缘可听诊收缩期射血杂音，S2音广泛分裂并固定
- 即使在成年后仍未修补缺损处，也很少出现心衰的症状和体征

实验室检查
- 无症状新生儿的心电图和CXR正常
- 使用多普勒分析的ECHO提示缺陷

管理
- 管理在于心力衰竭的预防和治疗

手术干预
- Secundum型的房间隔缺损可能在出生后几年内自然闭合，由于很少出现症状，通常在2～3岁前不进行手术
- 静脉窦缺损和窦口原发孔型缺损与其他心脏缺损有关，不能自然闭合
- 在这种情况下，通常在生后的最初几年内需要手术治疗
- 手术包括修补或直接闭合缺损
- 现在，缺损位于中心位置时经常在心导管室进行关闭

图24 房间隔缺损

解剖学和病理生理学

- 动脉导管是肺动脉和主动脉之间的导管，怀孕期间对患儿的存活至关重要
- 它通常在足月婴儿出生后的头几天关闭，而早产儿通常在较长的时间内保持开放
- 动脉导管也作为相关缺陷存在于其他心脏异常中
- 当肺血管阻力很高，通过动脉导管的分流是右向左分流
- 如果肺血管阻力下降后动脉导管继续保持开放，则血液在整个心动周期中从左向右分流

临床表现

- 从右向左分流可能会出现紫绀，但通常在左向右分流时不明显
- 左胸骨上缘可听诊收缩期杂音；这被经典地描述为一种连续的机器样的杂音
- 如果动脉导管很大，则可能听不到杂音
- 外周脉搏冲击样；脉压宽，心前区可见心脏搏动
- 也可能存在心力衰竭和肺水肿的体征
- 婴儿可能产生对氧气的需求或增加对呼吸支持的需求

实验室检查

- 血气分析可能表现为呼吸性酸中毒
- 在具有临床意义的动脉导管中，CXR检查显示心脏扩大、肺纹理增多或肺水肿
- 采用多普勒分析和彩色标测的ECHO可确定诊断以及评估分流对血流动力学的影响

管理和手术干预

- 自发性闭合可发生于出生后的最初几个月
- 治疗取决于胎龄以及症状体征的严重程度
- 如果患儿无症状或动脉导管较小，则无需治疗
- 应对婴儿进行心衰的监测、生长发育迟缓和需氧量增加的监测
- 保守治疗包括限制液体和利尿剂治疗
- 持续性或退而复现的心衰以及呼吸窘迫需要通过药物或手术关闭动脉导管
- 临床应用吲哚美辛和布洛芬已成功促进早产儿的动脉导管闭合
- 这些药物对小于2周但不超过4～6周的婴儿更有效
- 患有PDA的足月婴儿需要进行细菌性心内膜炎的抗生素预防和心脏病学随访
- 稳定的患儿在在1～2岁进行结扎，但如果出现心衰、复发性肺炎或肺动脉高压，则可能需要更早进行结扎
- 现在可以在心导管室为年龄较大的儿童进行PDA的封堵

轻度或无呼吸窘迫

导致

非发绀型病变 — 动脉导管未闭

图25 动脉导管未闭

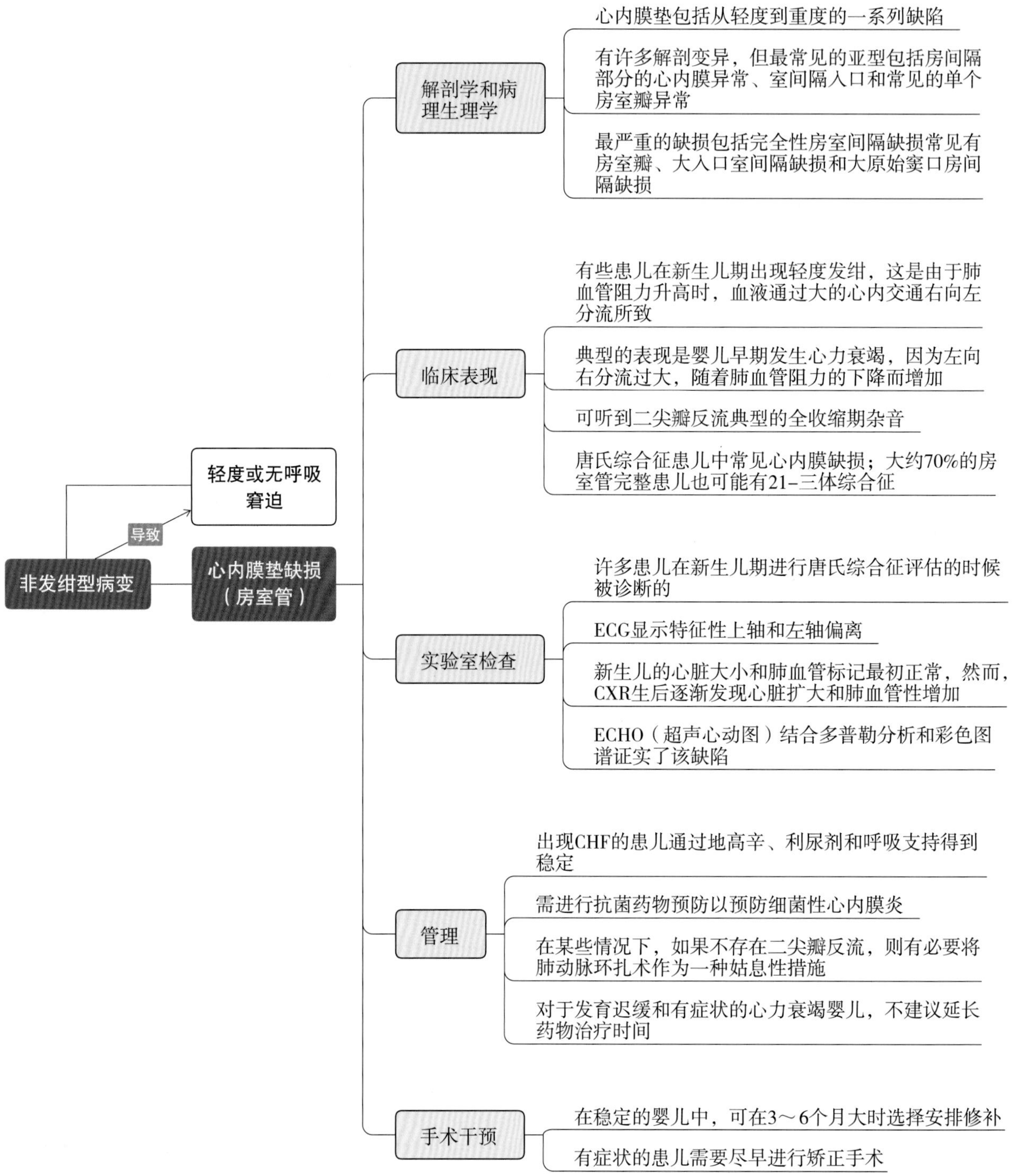

解剖学和病理生理学
- 心内膜垫包括从轻度到重度的一系列缺陷
- 有许多解剖变异，但最常见的亚型包括房间隔部分的心内膜异常、室间隔入口和常见的单个房室瓣异常
- 最严重的缺损包括完全性房室间隔缺损常见有房室瓣、大入口室间隔缺损和大原始窦口房间隔缺损

临床表现
- 有些患儿在新生儿期出现轻度发绀，这是由于肺血管阻力升高时，血液通过大的心内交通右向左分流所致
- 典型的表现是婴儿早期发生心力衰竭，因为左向右分流过大，随着肺血管阻力的下降而增加
- 可听到二尖瓣反流典型的全收缩期杂音
- 唐氏综合征患儿中常见心内膜缺损；大约70%的房室管完整患儿也可能有21-三体综合征

轻度或无呼吸窘迫

导致

非发绀型病变 —— 心内膜垫缺损（房室管）

实验室检查
- 许多患儿在新生儿期进行唐氏综合征评估的时候被诊断的
- ECG显示特征性上轴和左轴偏离
- 新生儿的心脏大小和肺血管标记最初正常，然而，CXR生后逐渐发现心脏扩大和肺血管性增加
- ECHO（超声心动图）结合多普勒分析和彩色图谱证实了该缺陷

管理
- 出现CHF的患儿通过地高辛、利尿剂和呼吸支持得到稳定
- 需进行抗菌药物预防以预防细菌性心内膜炎
- 在某些情况下，如果不存在二尖瓣反流，则有必要将肺动脉环扎术作为一种姑息性措施
- 对于发育迟缓和有症状的心力衰竭婴儿，不建议延长药物治疗时间

手术干预
- 在稳定的婴儿中，可在3～6个月大时选择安排修补
- 有症状的患儿需要尽早进行矫正手术

图26　心内膜垫缺损（房室管）

第六章　新生儿先天性心脏病的综合管理

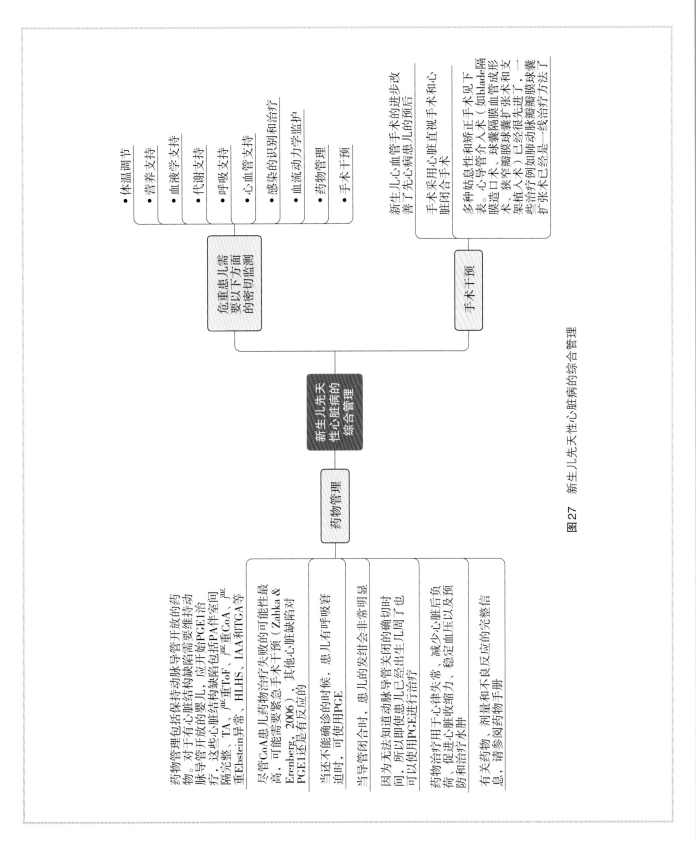

图 27 新生儿先天性心脏病的综合管理

危重患儿需要以下方面的密切监测
- 体温调节
- 营养支持
- 血液学支持
- 代谢支持
- 呼吸支持
- 心血管支持
- 感染的识别和治疗
- 血流动力学监测
- 药物管理
- 手术干预

手术干预

新生儿心血管手术的进步改善了先心病患儿的预后

手术采用心脏直视手术和心脏闭合手术

多种姑息性和矫正介入术（如blade隔膜造口术、球囊隔膜血管成形术、狭窄置入术）已经很先进了。一些治疗例如肺动脉瓣膜球囊扩张术已经是一线治疗方法了。表。心导管介入术见下

药物管理

药物管理包括保持动脉导管开放的药物。对于有心脏结构缺陷需要维持动脉导管开放的婴儿，应开始PGE1治疗，这些心脏结构缺陷包括PA伴室间隔完整、TA、严重ToF、严重CoA、严重Ebstein异常，HLHS，IAA和TGA等

尽管CoA患儿药物治疗失败的可能性最高，可能需要紧急手术干预（Zahka & Erenberg, 2006）其他心脏缺陷对PGE1还是有反应的

当还不能确诊的时候，患儿有呼吸窘迫时，可使用PGE

当导管闭合时，患儿的发绀会非常明显

因为无法知道动脉导管关闭的确切时间，所以即使患儿已经出生几周了也可以使用PGE进行治疗

药物治疗用于心律失常、减少心脏后负荷、促进心收缩力、稳定血压以及预防和治疗水肿

有关药物、剂量和不良反应的完整信息，请参阅治疗药物手册

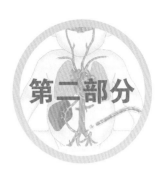

各类新生儿先天性
心脏病居家护理

第二部分

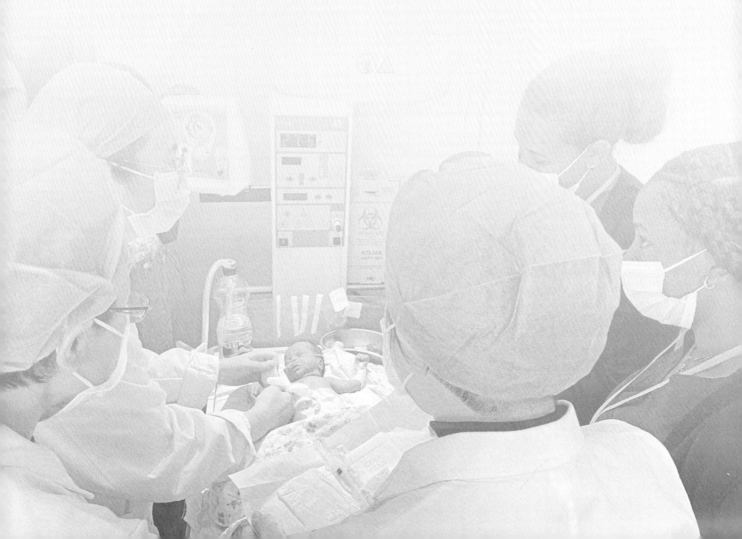

第七章　新生儿各种先天性心脏病的特点及护理

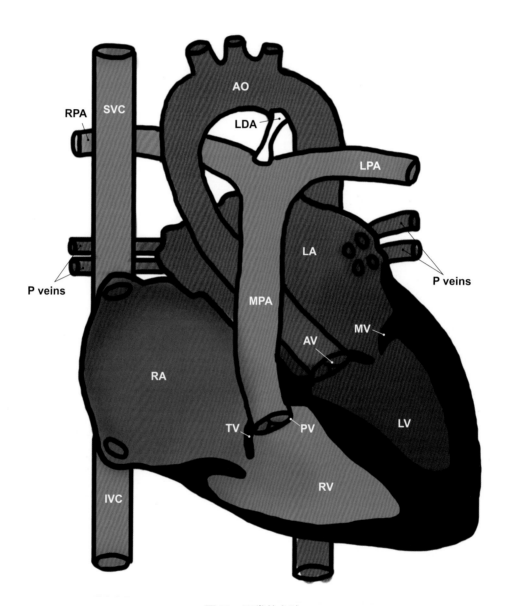

图28　正常的心脏

AO：主动脉；AV：主动脉瓣；IVC：下腔静脉；LA：左心房；LDA：动脉导管；LPA：左肺动脉；LV：左心室；MPA：主肺动脉；
MV：二尖瓣；PV：肺动脉瓣；P veins：肺静脉；RA：右心房；RPA：右肺动脉；RV：右心室；SVC：上腔静脉；TV：三尖瓣。

第一节　室间隔缺损

室间隔缺损（VSD）是指心脏的左右心室之间存在缺损。当室间隔缺损较大时，心脏必须更用力地泵血，并向全身输送血液。室间隔缺损较小的患儿通常没有症状。患儿也可能同时存在其他心脏疾病。

1. 室间隔缺损的症状

室间隔缺损较大的患儿可能存在以下症状：心跳加速、多汗、进食困难、心脏杂音。

2. 室间隔缺损的诊断

出生前可通过胎儿超声心动图诊断室间隔缺损，医生将及时制定诊疗计划。在某些情况下，如果新生儿出现症状或医生听诊发现心脏杂音，出生后不久可诊断出室间隔缺损。然而，有些室间隔缺损需要患儿年龄稍大些才能被诊断出来。

室间隔缺损的诊断可能需要以下部分或全部检查：① 超声心动图：声波产生心脏的图像；② 心电图：心脏电活动的记录；③ 胸部X线检查；④ 心导管介入治疗：将一根导管通过腿部的静脉、动脉或肚脐引导到心脏；⑤ 心脏磁共振成像（MRI）：三维图像显示心脏的异常情况。根据病情，对室间隔缺损进行诊断和治疗十分重要，否则心肺之间的动脉可能会受损。

3. 室间隔缺损的治疗

治疗方案的选择取决于患儿的病情、年龄和缺损的大小。室间隔缺损较小且年龄小于2岁的患儿，医生通常会等待室间隔缺损自行关闭，有30%～50%的小型室间隔缺损可以自然闭合。如果需要手术治疗，医生可能会等到患儿年龄稍大些（3～5岁时）再行手术或介入治疗。在此期间，患儿可能需要服用药物，并且摄入高热量食物来缓解症状。如果需要手术，心胸外科医生会在心内直视手术中进行缺损修补或缝合；或者心内科医生通过心导管介入置

入封堵器的方法进行缺损的封堵。

4. 室间隔缺损患儿术后的护理和随访

（1）18岁之前：许多患儿在手术后能很快恢复，并且不会出现别的心脏问题。患儿（特别是仍在服药的患儿）必须定期接受儿科心脏病学检查。少数情况下，患儿需要再次手术。当存在其他心脏异常时，需要进一步的诊疗与护理。儿科心脏病学专家将对患儿进行随访直至成年，并和社区卫生服务中心的医生一同关注患儿的成长。

（2）进入成年期：出生时患有室间隔缺损的成年人必须定期检查。儿科心脏病学专家可以帮助患儿在其成年后转介给成人心脏病学机构。随着医疗和科技的进步，大部分先天性心脏病患儿成年后的生活质量都较好。

第二节　房室间隔缺损

房室间隔缺损是心脏连接心房和心室的部分出现问题，分为完全型和部分型。完全型房室间隔缺损是一种严重的缺损，在分隔心脏左右两侧的隔膜中有一个大缺口，这个缺口位于心脏的中心，是心房和心室的交汇处。因为心脏结构异常，分隔上下心腔的瓣膜也发育异常。正常的心脏中有两个瓣膜将心脏的上下心腔分开，即三尖瓣和二尖瓣。完全型房室间隔缺损的患儿有一个瓣膜可能无法正常闭合。由于心脏两侧之间存在异常通道，两侧的血液混合，过多的血液提前循环回肺部，心脏负荷增大，如果不及时修补，缺损将扩大，加重病情。

部分房室间隔缺损较不严重，缺损不在心脏的房室之间延伸，并且瓣膜发育得更好，通常只需要关闭心房之间的缺损，并对二尖瓣进行修复。

1. 房室间隔缺损的症状

完全型房室间隔缺损中，以下症状可能在婴儿出生后几天或几周内出现：嘴唇、皮肤和指甲呈蓝色或紫色（发绀）；呼吸困难；体重增加和生

长不良；心脏杂音。部分房室间隔缺损引起的症状较少，有时直到患者20多岁或30多岁开始出现心律不齐、瓣膜渗漏或其他症状时才会被诊断出来。

2. 房室间隔缺损的诊断

医生可能会注意到杂音和其他症状，并将患儿转诊给儿科心脏病学专家。房室间隔缺损的诊断包含以下检查：① 超声心动图：声波产生心脏的图像；② 心电图：心脏电活动的记录；③ 胸部X线检查；④ 脉搏血氧仪：一种无痛监测血液含氧量的方法；⑤ 心导管介入治疗：将一根导管通过腿部的静脉、动脉或肚脐引导到心脏，用以诊断或治疗某些心脏状况；⑥ 心脏磁共振成像（MRI）：三维图像显示心脏的异常情况。胎儿超声检查有时可以诊断出房室间隔缺损，医生应在新生儿出生后做好照护计划。完全型房室间隔缺损经常发生在患有唐氏综合征的儿童中。

完全型房室间隔缺损，通常在出生后的2～3个月内进行手术。外科医生会用一两块"补片"来填补缺损，并缝合到心肌中。随着年龄增长，组织会在"补丁"上生长。外科医生还会将单个大瓣膜分成两个瓣膜，并根据儿童的心脏解剖结构重建瓣膜，使其尽可能接近正常。

无论儿童期还是成年期被诊断出部分房室间隔缺损，都需要接受手术治疗，医生将修补或缝合房间隔缺损，修复二尖瓣或用人工瓣膜或捐赠的瓣膜替换。手术后，患儿需要在重症监护室恢复，直到病情好转。

3. 房室间隔缺损患儿术后的护理和随访

（1）18岁之前：接受过房室间隔缺损手术修复的儿童需要终生随访。大多数儿童可完全康复，不需要额外的手术或心导管介入治疗。儿科心脏病学专家将随访患者至成年。患者需要遵医嘱服药，并在某些情况下限制锻炼。房室间隔缺损的患儿在之后的生活中会出现心脏问题，包括心律不齐、瓣

膜渗漏或狭窄，可能需要药物、再次手术或心导管介入治疗。

（2）进入成年期：儿科心脏病学专家将终生随访患者并和社区卫生服务中心的医生一同合作关注患者。随着医疗和科技的进步，大部分先天性房室间隔缺损患儿成年后的生活质量较好。

第三节　动脉导管未闭

胎儿体内的血流走向比较特殊，血液通过一根额外的血管（通道）称为动脉导管（DA），从心脏右侧流向主动脉（最大的动脉之一），并返回体内，很少量的血液经过肺部。婴儿出生并开始呼吸后，肺动脉扩张，将血液从心脏右侧输送到肺部，动脉导管也随之关闭。动脉导管未闭（PDA）是指应该闭合的动脉导管却没有闭合。有时这个通道较宽（PDA较大），有时通道较窄（PDA较小），大的动脉导管未闭使得大量血液流向肺部，影响肺部和心脏功能。动脉导管未闭在早产儿中最常见，但在足月儿中也有发生。

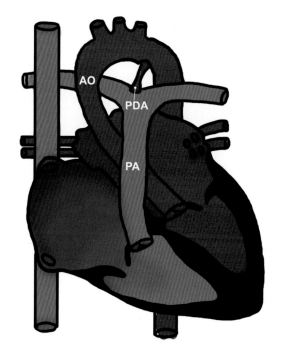

图29　动脉导管未闭

AO：主动脉；PA：肺动脉；PDA：动脉导管未闭。

1. 动脉导管未闭的症状

症状取决于动脉导管未闭的大小，包括：① 出生后短时间内出现呼吸困难（特别是早产儿）；② 心脏杂音；③ 呼吸急促；④ 喂养困难；⑤ 生长发育受限；⑥ 肺部感染（肺炎）。

2. 动脉导管未闭的诊断

新生儿科医生会与心脏科医生一起诊断和治疗新生儿动脉导管未闭。通常是在体检时听诊到心脏杂音，进一步转诊而发现较大的动脉导管未闭儿童。PDA的诊断可能需要① 超声心动图：声波产生心脏的图像；② 心电图：心脏电活动的记录；③ 胸部X线检查；有些动脉导管未闭婴儿有其他心脏缺陷，需要进行其他检查，包括心导管介入术和心脏磁共振成像等。

3. 动脉导管未闭的治疗方案

如果动脉导管未闭没有生命危险，医生可能会等到患儿1或2岁时才建议治疗。小型动脉导管未闭通常会自行关闭。早产儿动脉导管未闭可能是危险的，需要医生立即处理（包括用药）来帮助关闭动脉导管未闭。如果没有关闭或者没有明显缩小，手术干预可能是必要的。在大多数情况下，可以通过心导管术来促使动脉导管关闭。医生通过腿部从静脉或动脉插入一根细管（导管），引导至心脏，并插入一个微小的封堵器来阻断动脉导管未闭。更复杂的情况下，可能需要心胸外科医生通过手术来缝合或夹闭动脉导管。

4. 动脉导管未闭患儿术后的护理和随访

一旦动脉导管关闭，没有必要进行长期随访，除非有其他心脏问题。

第四节　主动脉瓣狭窄

心脏收缩时，左心室将血液泵入主动脉，主动脉是将血液输送到全身的主要动脉。主动脉瓣位于心脏的出口处，防止血液在两次心跳之间回流到心脏。正常的主动脉瓣由3个薄的瓣叶组成。

主动脉瓣的狭窄，可能是瓣环太小、瓣叶融合或太厚，也可能是瓣环少于3个。当瓣膜过于狭窄，心脏必须要更加努力才能将血液泵送到全身。主动脉瓣狭窄的程度可分为轻度、中度和重度。

有时狭窄位于瓣膜下方，由纤维性隔膜或肌型引起，称为主动脉瓣下狭窄。狭窄也可发生在主动脉本身的瓣膜上，称为主动脉瓣上狭窄。

1. 主动脉瓣狭窄的症状

主动脉瓣狭窄通常在婴幼儿时期没有症状。随着年龄的增长，主动脉瓣狭窄的体征和症状可能会出现，如疲劳、心脏杂音（医生听诊时听到的额外心音）、罕见的胸痛、头晕或心律不齐（心率异常）。

2. 主动脉瓣狭窄的诊断

在极少数情况下，新生儿会出现严重的主动脉瓣狭窄，需要立即就医。有些严重的病例可在出生前的胎儿检查中被诊断出来。多数情况下，医生在听到心脏杂音后，能够诊断出主动脉瓣狭窄，并

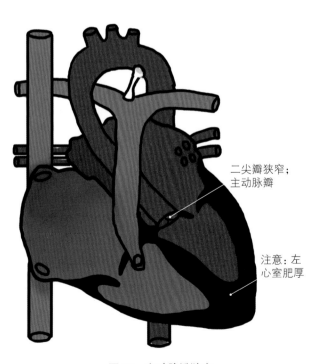

二尖瓣狭窄；
主动脉瓣

注意：左
心室肥厚

图30　主动脉瓣狭窄

将孩子转诊给心脏病学专家。诊断包含以下检查：① 脉搏血氧仪：一种无痛监测血液含氧量的方法；② 胸部X线检查；③ 超声心动图：声波产生心脏的图像；④ 心电图：心脏电活动的记录；⑤ 心脏磁共振成像（MRI）：三维图像显示心脏的异常情况；⑥ 心导管介入治疗：将一根导管通过腿部的静脉、动脉或肚脐引导到心脏，用以诊断或治疗某些心脏状况。

主动脉瓣狭窄存在一定遗传倾向，如果其他近亲有心脏杂音史，一定要告知医生，以便在出生前对胎儿进行检查。

3. 主动脉瓣狭窄的治疗方案

具体的治疗方案取决于每个患儿的心脏解剖结构。轻微的主动脉瓣狭窄通常不需要治疗，中度和重度主动脉瓣狭窄需要接受治疗。

（1）心导管介入治疗：多数情况下，主动脉瓣狭窄用球囊瓣膜成形术治疗，这需要借助心导管介入治疗。医生通过腿部的动脉将一根细导管引导入心脏。导管末端有一个球囊，为了打开狭窄的瓣膜，球囊被短暂地充气、放气和收回。有时会用到两根导管和球囊。新生儿时期，从脐血管插入导管并引向心脏的位置。年龄稍大的患儿做完这项手术后需要住院观察，第二天才能恢复正常活动。患有严重主动脉瓣狭窄的新生儿通常在手术前后要入住重症监护室，并需要一段时间恢复。

（2）瓣膜成形术：病情严重时，通常需要手术修复或替换瓣膜。根据您孩子的年龄、性别和特殊需求，以及瓣膜的解剖结构，外科医生可能会尝试修复瓣膜，或至少改善瓣膜的功能，该手术被称为瓣膜成形术。研究表明，该手术方法比球囊扩张术更能避免主动脉瓣反流，但新生儿有更大的手术风险。

（3）人工瓣膜：治疗主动脉瓣狭窄的另一种选择是使用人工瓣膜作为替代。这种情况下，患儿将需要终身服用抗凝药物。

（4）ROSS手术：ROSS手术又称为自体肺动脉瓣移植术，用患儿本身的肺动脉瓣代替病变的主动脉瓣。

（5）主动脉下和瓣膜上狭窄的治疗。主动脉下和瓣膜上狭窄用球囊扩张术治疗的效果不好。主动脉瓣下狭窄或狭窄程度为中度、重度，血液反流明显，则需要进行手术。主动脉瓣下狭窄的手术包括主动脉瓣下隔膜切除术；主动脉瓣上狭窄的手术包括用补片扩大主动脉。

4. 主动脉瓣狭窄患儿术后的护理和随访

（1）随访直到18岁：主动脉瓣狭窄的患儿需要接受儿科心脏病学专家的定期检查，一些患儿必须继续服药并限制体力活动。随着年龄增长，血液可能会通过异常的瓣膜渗漏，称为主动脉瓣反流或主动脉瓣关闭不全。狭窄也可能会复发。新生儿发生主动脉瓣关闭不全和再次介入的风险增加，这可能与其治疗前的瓣膜形态有关。当发生狭窄时，只要没有明显的主动脉反流，可以重复经皮介入球囊扩张术。严重时，额外的手术可能是必要的。儿科心脏病学专家将随访患儿至成年，并和社区卫生服务中心的医生一同关注患儿的成长。

（2）进入成年期：主动脉瓣狭窄的成年患者必须继续定期、终身随访。随着医疗和科技的进步，大部分心脏病患儿成年后的生活质量较好。

第五节 主动脉缩窄

主动脉是将含氧血液从心脏运送到身体的主要动脉，起始于心脏的左心室，是一条大血管，然后分出体内的小血管。从心脏开始，主动脉向上拱起，然后弯曲，将血液输送到头部、手臂和上身其他部位。降主动脉的分支将血液输送到腹部、腿部和下身其他部位。

儿童的主动脉缩窄，是指主动脉在上半身动脉分支后的部分血管太窄，阻碍了血液流动。心脏的左心室必须比正常情况下更努力地泵血，才能将血液通过主动脉输送到下半身。这会导致心脏损伤或

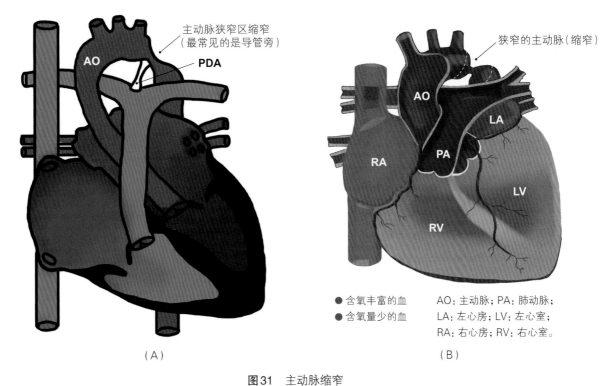

图31　主动脉缩窄

AO：主动脉；PDA（patent ductus arteriosus）：动脉导管。

心力衰竭，心脏和大脑的血压升高，以及下半身血液灌注不足导致器官损伤。

　　主动脉缩窄的儿童也可能同时有室间隔缺损，下面两个心腔之间存在缺损，或二叶主动脉瓣，这意味着瓣膜有2个而不是3个。

1. 主动脉缩窄的症状

　　病情严重时，主动脉缩窄的症状会在出生后的最初几天内出现。主动脉越狭窄，症状就越严重。对于主动脉重度或中度狭窄的婴儿，症状包括呼吸困难或呼吸急促、股动脉脉搏微弱（在腹股沟区域触摸）、大量出汗、生长发育不良、面色苍白或灰白、心脏杂音（医生用听诊器听诊时听到额外的声音）。如果狭窄是轻微的，主动脉缩窄的症状可能会被忽视，直到患儿长大，甚至成年。在这些情况下，症状可能包括高血压、脚冷或腿冷、活动受限（很快就上气不接下气）、头晕、昏厥、鼻出血、头痛、腿部抽筋、心脏杂音。

2. 主动脉缩窄的诊断

　　虽然诊断比较困难，但可以在产前使用超声心动图诊断主动脉缩窄。当婴儿有严重的主动脉缩窄时，分娩医院的医生通常会注意到症状。轻度的主动脉缩窄病例有时要等到孩子长大后才能诊断出来。父母注意到孩子有疑似症状，或者孩子患有高血压时，社区卫生服务中心医生会将儿童转诊给心脏病学专家进行评估。主动脉缩窄的诊断包含以下检查：① 超声心动图：声波产生心脏的图像；② 心电图：心脏电活动的记录；③ 胸部X线检查；④ 脉搏血氧仪：一种无痛监测血液含氧量的方法；⑤ 心导管介入治疗：将一根导管通过腿部的静脉、动脉或肚脐引导到心脏，用以诊断或治疗某些心脏状况；⑥ 心脏磁共振成像（MRI）：三维图像显示心脏的异常情况。

3. 主动脉缩窄的治疗方案

　　根据不同的狭窄程度和其他因素（如儿童的年

龄和整体健康状况），选择心导管介入治疗或心内直视手术。外科医生可以切除主动脉缩窄的部分，然后将主动脉的两端缝合在一起，或者利用补片扩大主动脉。在心导管介入治疗中，心脏病专家会将一根末端带有球囊的细导管穿过腿部动脉到达主动脉缩窄的部位。当球囊充胀后，狭窄部位被打开。另外，也可选择放置支架或金属网笼以保持血管开放。手术后，患儿需要在重症监护室监护和康复。

4. 主动脉缩窄患儿术后的护理和随访

（1）随访至18岁之前：大多数的儿童在缩窄修复后可完全康复，不需要额外的手术。少部分患儿主动脉可再次变窄，需要接受球囊导管介入术或手术。儿科心脏病学专家需要随访患儿，直到成年。儿科心脏病学专家将和社区卫生服务中心的医生一同关注患儿的情况。患儿需要遵守医生的建议，定期随访。尽管梗阻已经解除，有些患儿的血压仍会持续升高，需要服用药物来降低血压，同时应该避免一些运动，如足球、举重训练和摔跤。

（2）进入成年期：出生时患有主动脉缩窄的儿童至少每年随访一次。儿科心脏病学专家将终身随访患儿。随着医疗和科技的进步，大部分主动脉缩窄患儿成年后的生活质量较好。

第六节　左心发育不全综合征

左心发育不全综合征（HLHS）是一种严重的先天性心脏缺损，表现为左侧心脏发育不全。心脏的左侧负责将含氧血液泵入主动脉，主动脉是将血液输送到全身的大动脉。在左心发育不全综合征患儿中，分隔左心房和左心室的二尖瓣可能太小或完全关闭（闭锁）；左心室可能非常小；分隔左心室和主动脉的主动脉瓣可能太小或完全关闭（闭锁）。除了左心发育不全综合征以外，还有许多复杂的心脏疾病存在以上的病理结构。在这些儿童中，其中一个心室也很小（有时称为"HLHS变体"），治疗策略与典型的HLHS相似。

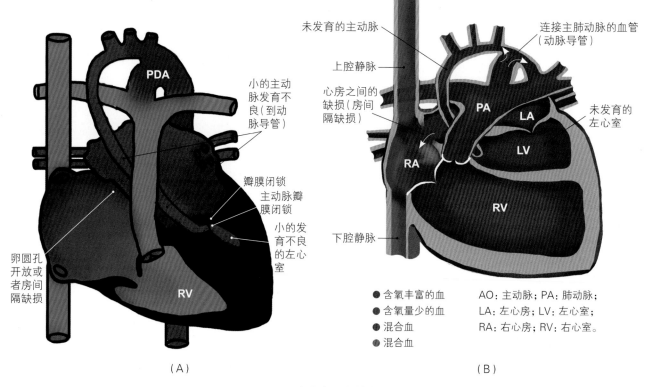

（A）　　　　　　　　　　　（B）

图32　左心发育不全综合征

PDA（patent ductus arteriosus）：动脉导管；RV：右心室。

1. 左心发育不全综合征的症状

左心发育不全综合征的以下症状可能在出生时或几天后出现：嘴唇、皮肤和指甲呈蓝色或紫色（发绀）、呼吸困难、进食困难、嗜睡（困倦或无反应）。

2. 左心发育不全综合征的诊断

通常情况下，胎儿超声心动图可以胎儿在出生前诊断出左心发育不全综合征。

有时出生后几小时或几天就可被诊断出来，患儿需要立即接受治疗。左心发育不全综合征的诊断可能需要以下部分或全部检查：① 超声心动图：声波产生心脏的图像；② 心电图：心脏电活动的记录；③ 胸部X线检查；④ 脉搏血氧仪：一种无痛监测血液含氧量的方法；⑤ 心导管介入治疗：将一根导管通过腿部的静脉或动脉或肚脐引导到心脏，用以诊断或治疗某些心脏状况；⑥ 心脏磁共振成像（MRI）：三维图像显示心脏的异常情况。

患儿需要静脉注射药物，也可能需要呼吸机辅助呼吸。一旦确诊，应立即手术，以帮助稳定病情。

3. 左心发育不全综合征的治疗方案

左心发育不全综合征患儿应尽早干预，以防危及生命。患儿通常需要接受心内直视手术，通常需要通过至少3次重建手术来纠正体循环和肺循环，即改变含氧丰富（"红色"）血液和含氧量少的（"蓝色"）血液，称为分期重建。

Ⅰ期手术：Norwood手术。通常在出生后几天内进行，是HLHS重建心脏的第一阶段。根据患儿不同的心脏解剖结构选择替代类型的Blalock-Taussig分流术。病情危重的新生儿推荐接受Ⅰ期。

Norwood手术的替代方法，如心脏移植或手术和导管介入治疗相结合的混合手术。混合治疗已被证明可替代Norwood手术，可避免进行大手术，并且依旧有良好的存活率和潜在的神经发育改善。现在有许多不同的个性化方案来治疗这种复杂的心脏病。医务人员会向患儿家长解释选择具体方案的原因。

Ⅱ期手术：Glenn手术，分为双向Glenn手术和半Fontan手术。通常在出生后4～6个月内进行。

Ⅲ期手术：Fontan手术。通常在1岁半至4岁进行。Ⅲ期手术时需要重建心脏，称为心外Fontan手术，用人造血管连接腔静脉与肺动脉，留个小孔开口在右心房，叫开窗术，有些患儿应用的是改良的、侧隧道开窗的Fontan术，医务人员会向家长解释手术的选择。婴儿期和幼儿期的定期检查对于减少手术风险非常重要。患儿在手术前以及整个童年期间需要接受一系列规范的检查。医生也可能向家长推荐别的手术方案或导管介入治疗，少数情况下需要心脏移植。

手术后心脏的右侧承担心脏左侧的泵血功能。氧含量较低的血液将从静脉流向肺部，而不经过心脏。

4. 左心发育不全综合征患儿术后的护理和随访

（1）在Norwood术后和接受Glenn手术之间的时期：虽然单心室患儿在分期重建后的早期病情得到了显著改善，但Norwood手术和Glenn手术之间的时期，婴儿的健康状况仍然非常脆弱。在第一次和第二次重建手术之间，医务人员将重点关注患儿的护理和病情监测。

（2）18岁之前，接受过HLHS手术重建的儿童有时会出现严重的健康问题，因此，需要接受具有经验的心脏病学专家的终身随访。许多患儿需接受终身药物治疗，甚至有可能需要额外的手术。Fontan循环患者被称为单心室患者，随着年龄的增长，尽管医学上进行了很好的治疗，但许多患者仍然可能会出现并发症，包括肺、肝和胃肠道疾病。此外，与无先心病的儿童相比，在婴儿时期接受过心内直视手术的复杂先心病儿童发生神经发育问题的风险更高。心脏病学专家将对婴儿进行随访直至成年，并和社区卫生服务中心的医生一同合作照护患儿。

第七节　肺动脉狭窄

肺动脉狭窄指发生于右心室流出道（右心室漏斗部）、肺动脉瓣、主肺动脉及其分支的先天性狭窄。通常根据病变部位分为肺动脉瓣狭窄、肺动脉瓣下狭窄和肺动脉瓣上狭窄，其中以肺动脉瓣狭窄最为常见，当心脏收缩时，右心室将血液推入肺动脉（将血液输送到肺部的动脉）。肺动脉瓣位于右心室和主肺动脉之间的心脏出口处，以防止血液回流至心脏。正常的肺动脉瓣由3个薄小叶组成。肺动脉瓣狭窄时，心脏需要更加努力地向身体泵送足够的血液。肺动脉狭窄或肺动脉瓣狭窄可分为轻微、轻度、中度、重度或危重。

有时狭窄位于肺动脉瓣下方，称为肺动脉瓣下狭窄。狭窄也可发生在肺动脉瓣上方，称为肺动脉瓣上狭窄。

1. 肺动脉狭窄的症状

婴儿或幼儿的肺动脉狭窄通常不会出现症状。随着年龄增长，可能会出现异常体征和症状，包括疲劳、心脏杂音（听诊时出现额外的心音），少部分可

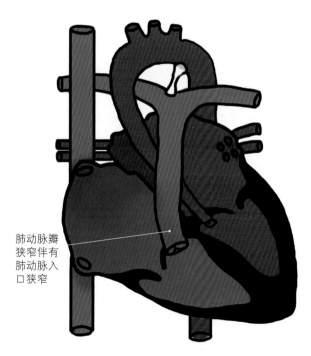

肺动脉瓣
狭窄伴有
肺动脉入
口狭窄

图33　肺动脉狭窄伴完整的室间隔

有胸痛或昏厥。

在极少数情况下，新生儿患有严重的肺动脉狭窄，需要立即就医。有时严重的肺动脉狭窄病例在出生前就可被诊断出来。医生在听诊出心脏杂音后将患儿转介至心脏病学专家，进一步诊断。

2. 肺动脉狭窄的诊断

诊断可能需要以下部分或全部检查：① 脉搏血氧仪：一种无痛监测血液含氧量的方法；② 胸部X线检查；③ 超声心动图：声波产生心脏的图像；④ 心电图：心脏电活动的记录；⑤ 心脏磁共振成像（MRI）：三维图像显示心脏的异常情况；⑥ 心导管介入治疗：将一根导管通过腿部的静脉、动脉或肚脐引导到心脏，用以诊断或治疗某些心脏状况。肺动脉瓣狭窄存在一定遗传倾向，如果近亲有心脏杂音史，一定要告知医生。

3. 肺动脉瓣狭窄的治疗方案

治疗取决于每个患儿的心脏解剖结构。轻微或轻度肺动脉狭窄通常不需要治疗。中度、重度和危重肺动脉狭窄需要治疗。在大多数情况下，通过心导管介入术，使用球囊瓣膜成形术来治疗肺动脉狭窄。医生通过腿部的动脉将一根细导管引导入心脏。导管末端有一个球囊。为了打开狭窄的瓣膜，球囊被短暂地充气、放气和收回。有时需要使用两个导管和球囊。有时也可通过新生儿脐带中的血管，插入导管引导至心脏。年龄稍大的患儿需要住院一天，第二天休息后可以恢复正常活动。患有严重肺动脉瓣狭窄的新生儿在手术前后都将入住重症监护室，需要一段时间恢复。

极少数情况下，需要进行手术治疗。外科医生使用瓣膜切开术来分离肺动脉瓣的融合。另一种是在术中放置同种异体的肺动脉移植瓣膜和动脉（也就是捐赠的肺动脉瓣和动脉）。该瓣膜可随儿童生长，不需要血液稀释剂。未来可选择组织工程瓣膜，它是一种可生物降解的网状物，可与患者的细胞一起生长。瓣膜置换术在未来可能会使用该技术，但

仍处于研发阶段。

肺动脉瓣下、肺动脉瓣上和肺动脉狭窄如果不能通过球囊扩张得到改善，以及狭窄程度为中度或重度，则需要手术。肺动脉瓣下狭窄的外科手术包括切除肌肉束。肺动脉狭窄的手术包括用补片扩大肺动脉。

4. 肺动脉狭窄患儿术后的护理和随访

18岁以前患有肺动脉瓣狭窄的患儿需要定期随访并接受检查。有些孩子必须继续服药，限制体力活动。随着年龄增长，血液可能会开始通过异常瓣膜渗漏，称为肺动脉瓣反流或肺动脉瓣关闭不全。有些儿童的狭窄可能复发。当发生这种情况时，只要没有明显的反流就可以再次行球囊瓣膜成形术。严重的情况下，可能需要额外的手术。儿科心脏病学专家将对肺动脉狭窄患者进行随访，直到他们成年。

进入成年期，出生时患有肺动脉狭窄的成年人必须继续定期随访并接受检查。心脏病学专家将对患儿进行随访直至成年，并和社区卫生服务中心的医生一同关注患儿。随着医疗和科技的进步，大部分先天性心脏病患儿成年后的生活质量较好。

第八节 法洛四联症

1. 法洛四联症有四个特点

（1）室间隔缺损（VSD）：心脏底部的两个心室之间有缺损；

（2）主动脉骑跨：主动脉是将血液输送到全身的大动脉，位于两个心室的顶部，而不是像正常心脏那样只位于左心室；

（3）肺动脉狭窄：将血液从心脏输送到肺部的肺动脉出现狭窄，包括肺动脉瓣、瓣下区域或肺动脉狭窄；

（4）右心室肥厚：由于肺动脉狭窄，需要更努

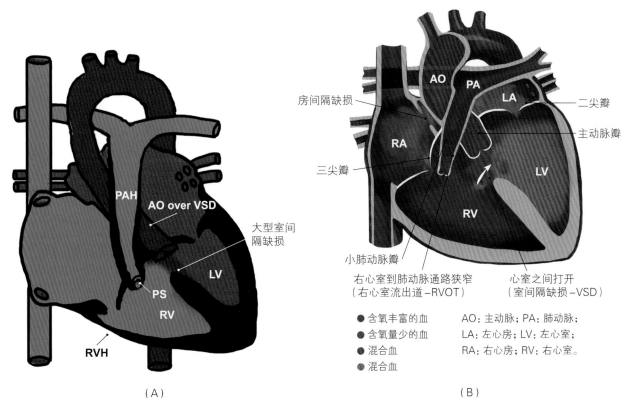

（A）　　　　　　　　　　　　　（B）

图34　法洛四联症

AO over VSD：主动脉骑跨在室间隔缺损上；PS：肺动脉狭窄；RVH：右心室肥大；PAH：肺动脉发育不良；LV：左心室；RV：右心室。

力地通过狭窄的肺动脉瓣泵血,造成右心室比正常情况下更肥大、肌肉更发达。

2. 法洛四联症的症状

① 嘴唇、皮肤和指甲呈蓝色或紫色(发绀);② 心脏杂音;③ 杵状指(趾):长期缺氧刺激指骨增生变粗。发绀的患儿中,婴幼儿期就出现杵状指(趾),但很少在6个月以前出现;④ 缺氧导致的嘴唇和皮肤呈青紫色,孩子会变得烦躁不安或易怒,昏昏欲睡或反应迟钝。

3. 法洛四联症的诊断

法洛四联症可通过超声心动图诊断。婴儿出生后,医务人员会立即制定医疗计划。如果医生听到杂音或看到皮肤呈青紫色,出院前会诊断是否存在法洛四联症。带孩子前往医院体检时,医生可能会在检查过程中检测到相同的症状,也或许是家长注意到这些症状后带孩子前往医院就诊。

法洛四联症的诊断可能需要以下部分或全部检查:

① 脉搏血氧仪:一种无痛监测血液含氧量的方法;② 心电图:心脏电活动的记录;③ 超声心动图:声波产生心脏的图像;④ 胸部X线检查;⑤ 心脏磁共振成像(MRI):三维图像显示心脏的异常情况;⑥ 心导管介入治疗:将一根导管通过腿部的静脉或动脉或肚脐引导到心脏,用以诊断或治疗某些心脏问题。许多法洛四联症患儿也有遗传综合征,如DiGeorge综合征(22 q11缺失综合征)、21-三体综合征(唐氏综合征)或Alagille综合征。可能需要进一步基因检测(血液检测)。

4. 法洛四联症的治疗方案

法洛四联症患儿需要接受手术治疗。通常情况下,在出生后的最初几个月,外科医生会进行心内直视手术来修补缺损,并扩大肺动脉瓣或肺动脉。在某些情况下,根据患者的情况,可选择暂时修补,直到完成完全修补。临时修补包括将肺动脉(将血液从心脏输送到肺)与一条将血液从心脏输送到身体的大动脉连接起来,增加了到达肺部的血量和血氧含量。初次完全手术修补和分期修补的临床结局相似,但接受分期修补的婴儿可能具有更好的神经发育结局,具体应根据外科医生的评估和建议综合考虑。

5. 法洛四联症患儿术后的护理和随访

18岁之前:经手术修补的法洛四联症患儿需要终身随访。儿科心脏病学专家将和社区卫生服务中心的医生一同关注患儿的健康。患儿父母需要遵医嘱协助患儿服药,并在一些情况下限制孩子活动。法洛四联症术后患儿可能会在日常生活中再次出现心脏问题,包括心脏瓣膜渗漏和心律不齐(心律失常)。可能需要服用药物或再次手术。随着医疗和科技的进步,大部分法洛四联症患儿成年后的生活质量较好。

第九节　完全性肺静脉异位引流

动脉将血液从心脏输送出去,静脉将血液输送回心脏。肺静脉非常重要,它们将从肺部吸收氧气的"红色"血液带回心脏,然后被泵到体内。通常有四条肺静脉,每个肺有两条,通常它们都直接连接到心脏的左心房。血液从左心房进入左心室,左心室将血液泵出主动脉并输送到体内。完全性肺静脉异位引流(TAPVR)新生儿患儿的肺静脉与其他静脉相连,最终将血液引流到右心房(通常右心房通常只接收从身体回流的静脉血,然后进入右心室并泵入肺部)。但完全性肺静脉异位引流患儿右心房接收来自身体的静脉血和来自肺的动脉血。心脏的右侧将会过度劳累,输出过多的血液。从肺静脉接收血液的静脉就会阻塞,这会导致血液在肺中回流,破坏了肺和身体之间的正常血液流动。输送到全身的血液也没有达到应有的含氧量。完全性肺静脉异位引流患儿还可存在其他心脏缺陷,如房间隔缺损、动脉导管未闭。这些心脏缺陷实际上可以使血液从心脏的右侧流向左侧,最终输送到全身，帮助完全性肺静脉异位引流患儿存活。

完全性肺静脉异位引流通常有四种类型：

（1）心上型：肺静脉通过上腔静脉（正常情况下，这条大静脉只将静脉血输送到右心房）流入右心房。

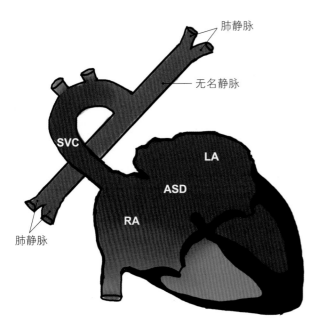

图35　心上型完全性肺静脉异位引流

IVC：下腔静脉；LA：左心房；RA：右心房；
ASD：房间隔缺损；SVC：上腔静脉。

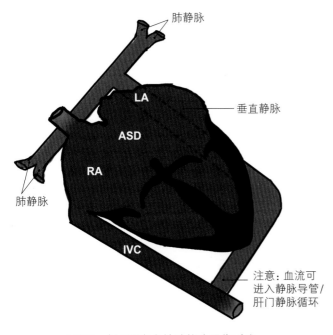

图36　心下型完全性肺静脉异位引流

IVC：下腔静脉；LA：左心房；RA：右心房；ASD：房间隔缺损。

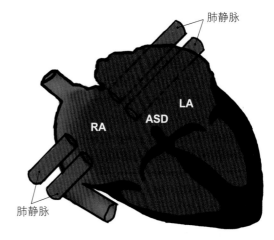

图37　心内型完全性肺静脉异位引流（引流入右心房）

LA：左心房；RA：右心房；ASD：房间隔缺损。

（2）心下型：肺静脉通过肝静脉和下腔静脉（另外一条大静脉，通常只回流不含氧的静脉血）流入右心房。

（3）心内型：一种是肺静脉直接进入右半心，进入右心房。第二种类型是肺静脉血通过冠状静脉窦流入右心房。冠状窦是一条通常只携带心肌血的静脉，一般很小，但随着异常的血量增多可变大；

（4）混合完全性肺静脉异位引流：肺静脉分离，部分引流至以上多个类型。

1. 完全性肺静脉异位引流的症状

① 嘴唇、皮肤和指甲呈蓝色或紫色（发绀）；② 呼吸急促或呼吸费力，特别是在进食时；③ 心脏杂音。TAPVR症状的严重程度各不相同。

2. 完全性肺静脉异位引流的诊断

TAPVR在某些情况下，完全性肺静脉异位引流新生儿患儿呼吸困难，病情很快加重。当肺静脉太窄或某处阻塞时，血液不能快速地从肺中流出，此时称为完全性肺静脉异位引流伴肺阻塞。

在其他情况下，完全性肺静脉异位引流是在患儿出生后的最初几个月诊断出来，患儿表现出轻度的心脏杂音或发绀等症状。完全性肺静脉异位引流的诊断的诊断可能需要以下部分或全部检查：

① 超声心动图：声波产生心脏的图像；② 心电

图：心脏电活动的记录；③ 胸部X线检查；④ 脉搏血氧仪：一种无痛监测血液含氧量的方法；⑤ 心导管介入治疗：将一根导管通过腿部的静脉、动脉或肚脐引导到心脏，用以诊断或治疗某些心脏状况；⑥ 心脏磁共振成像（MRI）：三维图像显示心脏的异常情况。

3. 完全性肺静脉异位引流的治疗方案

完全性肺静脉异位引流患儿均需要接受开胸手术治疗。危重新生儿应立即手术。如果病情不危重，外科医生可能根据孩子的体力和心脏解剖结构决定手术方案，一般2个月以后进行手术。尽管完全性肺静脉异位引流患儿肺静脉与其他静脉异常连通，但都在一个右心房融合。外科医生打开融合处，让静脉通向左心房，然后结扎所有异常肺静脉和其他静脉之间的连通，这样血液便只能流向左心房。外科医生也将修补或缝合缺损以及未闭合的动脉导管。随着年龄增长，缝线会与心脏内层融合。另一个可选择的手术是不缝合的心内直视手术。这项手术可能对肺动脉瓣狭窄的患儿有益，并可降低死亡率。

4. 完全性肺静脉异位回流患儿术后的护理和随访

（1）18岁之前：必须继续定期随访。危重新生儿可能需要更长时间恢复。多数情况下，患儿不必长期依赖药物或限制体力活动。少数情况下，肺静脉有阻塞的可能，此时可能需要额外的手术或导管介入治疗。很少会出现心律失常（心律异常），如果发生，可应用药物治疗、射频消融术或起搏器。

（2）成年期：继续定期随访是非常重要的。随着医疗和科技的进步，大部分完全性肺静脉异位引流患儿成年后的生活质量较好。

第十节 大动脉转位

大动脉转位（TGA）是一种复杂的先天性心脏病，两条大动脉与心脏连接异常，主动脉连接到右心室，而不是左心室；肺动脉连接到左心室，而不是右心室。正常情况下，血液的流向是从身体到心脏右侧、肺、心脏左侧、再回到身体，肺动脉将血液从心脏右侧输送到肺部，主动脉将血液从心脏左侧输送到全身。大动脉转位患儿血液循环不正常，导致身体没有足够的含氧血液。

1. 大动脉转位的症状

TGA的症状包括：① 嘴唇、皮肤和指甲呈蓝色或紫色（发绀）；② 呼吸急促；③ 进食困难、食欲不振和体重增加缓慢。

2. 大动脉转位的诊断

大动脉转位可在出生前通过胎儿超声心动图诊断。新生儿出生后，医务人员将立即制定医疗计划。新生儿可在出生几小时或几天后诊断出大动脉转位。某些情况下，新生儿可在几周或几个月内没有明显症状。新生儿在脉搏血氧饱和度测定等检查中出现异常值时，儿科医生会将新生儿转诊给儿科心脏病学专家。

可能需要以下部分或全部检查：① 超声心动图：声波产生心脏的图像；② 心电图：心脏电活动的记录；③ 胸部X线检查；④ 脉搏血氧仪：一种无痛监测血液含氧量的方法；⑤ 心导管介入治疗：将一根导管通过腿部的静脉或动脉或肚脐引导到心脏，用以诊断或治疗某些心脏状况；⑥ 心脏磁共振成像（MRI）：三维图像显示心脏的异常情况。

3. 大动脉转位的治疗方案

大动脉转位不可预测。大约1/3的患儿在出生后几小时内需要紧急干预，即球囊房间隔造口术（BAS）。该手术是在心脏的左右心房之间形成或扩大出一个孔，允许血液混合。对于需要球囊房间隔造口手术的患儿，专科护理是很重要的。大动脉转位患儿都需要接受心内直视手术来修补缺损。如果不接受手术修补，绝大多数大动脉转位患儿存活期将不满1年。这种手术被称为动脉转换手术，

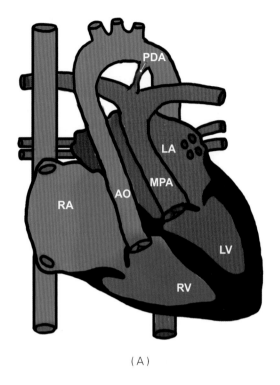

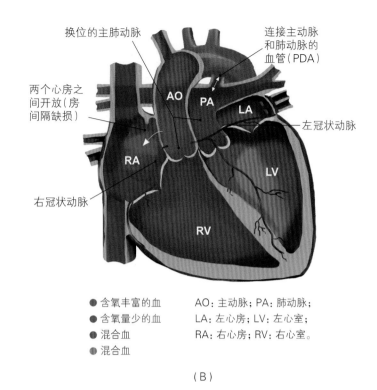

换位的主肺动脉
连接主动脉和肺动脉的血管（PDA）
两个心房之间开放（房间隔缺损）
左冠状动脉
右冠状动脉

● 含氧丰富的血
● 含氧量少的血
● 混合血
● 混合血

AO：主动脉；PA：肺动脉；
LA：左心房；LV：左心室；
RA：右心房；RV：右心室。

（A）　　　　　　　　　　　　　　（B）

图38　大动脉转位

AO：主动脉；LA：左心房；PDA：动脉导管未闭；LV：左心室；MPA：主肺动脉；RA：右心房；RV：右心室。

通常在出生后几天内进行。小儿心脏外科医生将主动脉与左心室相连，肺动脉与右心室相连，重建心脏。手术后，患儿将在新生儿或儿科重症监护室监护。

4. 大动脉转位患儿术后的护理和随访

（1）18岁以前，接受外科手术修补大动脉转位的儿童需要接受心脏病学专家的随访。通常不需要持续用药。随着年龄增长，可能需要额外手术。儿科心脏病学专家将随访患儿直到成年，并和社区卫生服务中心的医生一同关注患儿的生长发育。

（2）成年后可以从儿童心脏病学专家转诊至成人心脏病专家继续进行随访。直到大约25年前，大动脉转位患儿还通过替代手术治疗，有时称为Senning或Mustard手术。因此，动脉换位手术对成年后的长期影响尚不清楚。尽管一些研究已经表明，一部分患者表现出轻微的认知和心理社会差异，但是仍然需要对这些患者的长期健康进行更多的前

瞻性研究。预计大多数出生时患有大动脉转位的儿童生命质量良好，大部分可以进行正常的日常活动以及体育运动。

第十一节　三尖瓣闭锁

正常心脏的右侧接受回流的静脉血，再将其泵入肺部吸收氧气，变静脉血为动脉血，心脏再将血液泵送至全身。三尖瓣是右心房和右心室之间的一个瓣膜。患有三尖瓣闭锁的心脏的特征是右心发育不良，三尖瓣缺失，右心室比正常的小或发育不全，右心房和左心房之间有缺损，静脉血和动脉血在心脏内部混合，右心室和左心室之间有缺损。儿童的三尖瓣闭锁通常与肺动脉瓣狭窄有关，或与肺动脉瓣完全关闭有关。三尖瓣闭锁也可能与大动脉转位有关，大动脉将血液输送到全身，与右心室相连。三尖瓣闭锁是一种单心室病变，心脏只有一个功能性心室（左心室）。

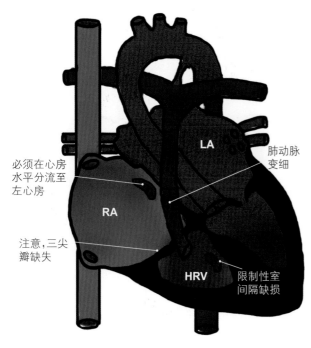

必须在心房水平分流至左心房

注意，三尖瓣缺失

肺动脉变细

限制性室间隔缺损

图39　三尖瓣闭锁

LA：左心房；RA：右心房；HRV：右心室发育不全。

1. 三尖瓣闭锁的症状

（1）嘴唇、皮肤和指甲呈蓝色或紫色（发绀）；

（2）心脏杂音；

（3）呼吸急促；

（4）进食困难；

（5）体重增加减少；

（6）疲劳；

（7）年龄较大儿童可有杵状指（趾）。

2. 三尖瓣闭锁的诊断

三尖瓣闭锁可在出生前通过胎儿超声心动图诊断。医生将在新生儿出生后及时制定诊疗计划。

三尖瓣闭锁通常在出生后几小时或几天内被诊断出来。当医生观察到新生儿有发绀伴心脏杂音的症状和体征时，儿科医生会将新生儿转诊给儿科心脏病学专家。脉搏血氧仪是用来监测血氧水平的仪器，测量过程是无创的。诊断儿童三尖瓣闭锁可能需要以下部分或全部检查：① 胸部X线检查；② 血常规检查；③ 心电图：心脏电活动的记录；④ 超声心动图：声波产生心脏的图像，通常可以用来确诊

三尖瓣闭锁；⑤ 心导管介入治疗：将一根导管通过腿部的静脉、动脉或肚脐引导到心脏。

3. 三尖瓣闭锁的治疗方案

患儿将被送入心脏重症监护室，并且需要氧气和前列腺素药物来维持血氧含量。前列腺素是一种静脉注射药物，可以使肺动脉和主动脉之间的动脉导管保持开放（PDA）。PDA在胎儿期开放，出生后不久关闭。当PDA关闭时，一些患有三尖瓣闭锁的婴儿会缺氧发绀，输注前列腺素可使动脉导管重新打开，进而挽救生命。然而，并非所有三尖瓣闭锁的患儿都需要输注前列腺素。婴儿在输注前列腺素时呼吸困难或呼吸暂停并不少见。如果婴儿呼吸困难或无力呼吸，可能需要呼吸机辅助通气。

患儿至少需要2～3次手术。

（1）Blalock-Taussig分流术（B-P分流术）：需要前列腺素来维持导管开放，从而获得足够氧气的患儿在出生后不久就需要手术。手术包括建立一个分流，这是一根连接主动脉和肺动脉分支的管道，用于取代PDA。许多三尖瓣闭锁的患儿出生后不久就可以出院回家。然而，如果血液中的氧气水平下降，有些患儿可能需要在出生后几周进行分流手术。一些三尖瓣闭锁患儿的皮肤可能太红了，或者流入肺部的血液过多，需要进行肺动脉环缩术，以缩小肺动脉，调节流入肺部的血液。三尖瓣闭锁和大动脉转位的婴儿，如果主动脉太窄，可能需要Norwood手术。

（2）半Fontan/Glenn手术：第二次的手术称为半Fontan/Glenn手术，通常在出生后6个月内进行。手术过程中，将接受来自上半身静脉血的上腔静脉与心脏断开，并连接到肺动脉。同时外科医生还将移除B-T分流术。手术后，来自上半身的静脉血将不再经过心脏，而直接进入肺部。

（3）Fontan手术：第三次的手术称为Fontan手术，在18个月至3岁进行。手术过程中，将接受来自下半身静脉血的下腔静脉与心脏断开，并连接到肺动脉。全身的静脉血将不再经过心脏，而直接进入肺部。心脏团队将根据患儿的心脏解剖结构，向家

长详细解释手术程序。

4.三尖瓣闭锁患儿术后的护理和随访

（1）在Norwood手术和Glenn手术之间：虽然单心室患儿在分期重建术后的早期结局有了显著改善，但在Norwood手术和Glenn手术之间的时期对患儿来说仍然是非常脆弱的时期。

（2）18岁之前：三尖瓣闭锁患儿在18岁之前需要在心脏病学专家指导下，接受终身随访和护理。许多患儿需要终生服药或接受额外的手术治疗。随着单心室患儿术后年龄的增长，尽管手术成功，但许多人仍会出现并发症，包括肺、肝和胃肠道疾病。此外，与无先天性心脏病的患儿相比，在婴儿时期接受过心内直视手术的复杂先心病患儿出现神经发育问题的风险更高。儿科心脏病学专家将随访患者直至成年，并和社区卫生服务中心的医生一同关注患儿的生长发育。

（3）进入成年期：患儿成年后继续前往心脏病专家的门诊。随着医疗和科技的进步，大部分三尖瓣闭锁患儿成年后的生活质量较好。

第十二节　永存动脉干

怀孕期间，胎儿发育时，有一条来自心脏的大血管，称为动脉干。如果胎儿发育正常，动脉干将分为两条动脉，将血液输送出心脏：① 肺动脉连接心脏的右心室将静脉血输送到肺的两侧。② 主动脉连接心脏的左心室，将动脉血输送到全身。

由于胚胎发育缺陷，未能将原始动脉干分隔成主动脉和肺动脉，而留下共同的动脉干，这种先天性心脏畸形称为永存动脉干。未分隔开的主干与心脏相连，跨于两心室之上，然后分成几条动脉将血液输送到肺部和身体。来自右心室的静脉血和来自左心室的动脉血在将血液输送至全身之前混合，导致过多的血液流向肺部，引起呼吸困难。

几乎所有永存动脉干患儿的左右心室之间有缺损，即室间隔缺损（VSD）。由于这些异常，婴儿

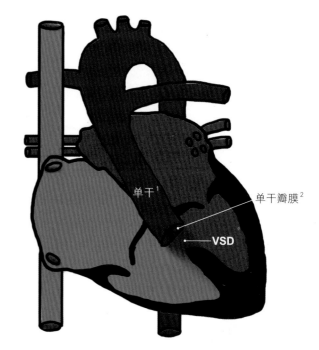

图40　动脉单干

VSD：室间隔缺损
1. 单干骑跨在室间隔缺损上总是存在；
2. 单干瓣膜可能是异常的，但在本图中是正常的。

的血液在体内循环时无法达到应有的含氧水平。

1.永存动脉干的症状

① 嘴唇、皮肤和指甲呈蓝色或紫色（发绀）；② 进食障碍和体重增加减慢；③ 呼吸短促；④ 出汗量大，尤其是喂奶时；⑤ 容易困倦；⑥ 反应迟钝（婴儿似乎"失去知觉"）；⑦ 心脏杂音。

2.永存动脉干的诊断

永存动脉干是一种危及生命的先天性心脏病。如果不接受治疗，大多数患儿会在出生后几个月内死亡。一般情况下，医生在患儿出院前可听诊出杂音或观察到嘴唇或皮肤呈蓝色，有助于考虑到永存动脉干。有时也可在体检时发现永存动脉干的症状，或者父母在日常生活中注意到相关症状并带婴儿前往医院就诊时发现。永存动脉干的诊断可能需要以下部分或全部检查：① 脉搏血氧仪：一种无痛监测血液含氧量的方法；② 心电图：心脏电活动的记录；③ 超声心动图：声波产生心脏的图像；④ 胸

部X线检查；⑤心脏磁共振成像（MRI）：三维图像显示心脏的异常情况；⑥心导管介入治疗：将一根导管通过腿部的静脉、动脉或肚脐引导到心脏。有时永存动脉干可以通过胎儿超声心动图诊断。医生可以在婴儿出生后立即制定诊疗和护理计划。永存动脉干患儿有时还可患有22q11缺失综合征（也称为DiGeorge综合征和腭心面综合征）。基因检测可用于评估该综合征。

永存动脉干的治疗通常在婴儿2月龄之前进行，通过心内直视手术来治疗。该手术可能需要多项操作。心胸外科医生放置补片关闭室间隔缺损，从主干中分离出肺动脉，然后用不同种类的导管将肺动脉连接到心脏的右心室。将动脉干修复成为一个具有完整的、功能正常的主动脉，并根据每个孩子的特殊需要，可能需要进行其他修补。

3. 永存动脉干的患儿术后的护理和随访

（1）18岁以前：接受过手术修补的患儿终生随访，儿科心脏病学专家将对患儿进行随访，直至成年，并和社区卫生服务中心的医生一同关注患儿的生长发育。患儿需要严格遵医嘱服药，一些情况下限制体力活动。患儿在术后可能会出现心脏问题，包括心律不齐、肺动脉人造血管功能问题或主动脉瓣渗漏，需要药物、手术或心导管介入治疗。

（2）进入成年期：成年后应转诊到成人心脏病专家门诊。随着医疗和科技的进步，大部分永存动脉干患儿成年后的生活质量较好。

第十三节　其他与心血管相关的新生儿期间常见问题

新生儿持续性肺动脉高压

新生儿持续性肺动脉高压（PPHN）是指胎儿型循环过渡至正常的成人型循环时发生严重障碍，主要影响足月或近足月婴儿。新生儿持续性肺动脉高压常与呼吸系统疾病或其他原因引起的呼吸功能衰竭有关，如胎粪吸入、败血症或先天性膈疝。新生儿持续性肺动脉高压偶尔会在没有征兆的情况下发生。

1. 新生儿持续性肺动脉高压的症状

怀孕期间，母亲和胎盘为婴儿提供氧气，婴儿的血液很少进入肺部。在此期间，肺部血管收缩（肺血管压力高），减少流向肺部的血流量。胎儿的血液可以流向未关闭的动脉导管（PDA）和卵圆孔，而不经过肺部。婴儿出生并进行第一次呼吸时，肺部血管扩张，允许血液进入肺部以吸收氧气并消除二氧化碳。当这些血管不能完全舒张或不能让足够的血液到达肺部时，称为持续性肺动脉高压。血管无法扩张可能与血管发育不全、血管中肌肉层肥大或诸如难产等情况有关，分娩时困难影响了胎儿循环向正常的成人型循环的过渡。此时新生儿仍然有未关闭的动脉导管和卵圆孔，血液不经过肺部，这个过程被称为分流，但可能引起发绀。氧是帮助新生儿肺血管扩张的，婴儿缺氧或发绀时，对于肺血管来说是收缩剂，容易加重肺动脉高压，并且这种循环很难打破（图41）。

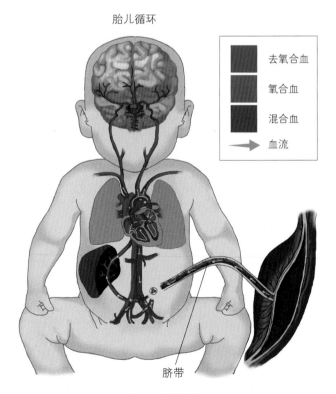

胎儿循环

■	去氧合血
■	氧合血
■	混合血
→	血流

脐带

图41　胎儿循环

2. 新生儿持续性肺动脉高压的诊断

如果母亲在妊娠的最后几个月服用某些药物，包括非甾体抗炎药和5-羟色胺再摄取抑制剂，可能会增加新生儿持续性肺动脉高压的发生率。任何有严重发绀或缺氧的婴儿，都应考虑是否存在新生儿持续性肺动脉高压。婴儿的临床表现疑似新生儿持续性肺动脉高压时，也应通过超声心动图（显示右心房压力升高、右心室压力升高或三尖瓣关闭不全）来进行最终的确认诊断。

3. 新生儿持续性肺动脉高压的治疗方案

新生儿持续性肺动脉高压的治疗包括促进氧合和通气、应用液体和药物维持良好的心输出量，保持患儿镇静，还可给予表面活性剂以改善肺功能。婴儿可能需要吸入一氧化氮（这是一种清澈无味的气体），可作为肺血管扩张剂。严重时，婴儿可能需要体外膜肺氧合，这是心肺旁路的一种形式，以避免肺损伤，有助于治疗持续性肺动脉高压。持续性肺动脉高压会使婴儿面临低血氧水平、对呼吸支持的需求增加和长期神经发育障碍（如发育迟缓、运动迟缓和听力损失）的风险。

家长须知，新生儿持续性肺动脉高压患儿肺部血管压力升高，是一种严重的呼吸系统疾病，主要发生于足月儿或近足月（通常34周或之后）出生的婴儿。PPHN通常与呼吸系统问题有关。在怀孕期间，婴儿的母亲和胎盘为婴儿提供氧气，肺部的血管大多是闭合的，婴儿的血液很少进入肺部。当婴儿出生并进行第一次呼吸时，肺部血管扩张，允许血液进入肺部和氧气结合。当这些血管没有完全舒张或不允许足够的血液进入肺部时，就被称为新生儿持续性肺动脉高压。新生儿持续性肺动脉高压是非常危险的，因为它阻碍了大脑和组织获取氧气。

新生儿持续性肺动脉高压的治疗可能包括使用氧气、以非常快的速度向婴儿供气的特殊呼吸机、一氧化氮，甚至临时的心肺旁路搭建。肺动脉高压治疗后，患儿的肺需要数周甚至数月才能完全恢复，因此需要注意预防普通感冒或流感，应尽可能少带宝宝去人群密集的地方，并应加强手卫生。患儿治疗后应定期随访，以确保生长发育良好。

第八章　先天性心脏病患儿养育的注意事项

第一节　先天性心脏病患儿的母乳喂养

母乳对早产儿和健康婴儿的益处已得到充分证明,但关于母乳在改善新生儿和先天性心脏病(简称先心病)婴儿结局方面所起作用的数据有限。先心病是最常见的出生缺陷,估计每年有1/1 000的新生儿和婴儿被诊断出患有先心病。该病患儿发生坏死性小肠结肠炎(NEC)、乳糜胸、喂养困难和生长障碍的风险增加。大量证据表明危重患儿母乳喂养后,临床结局改善。因此母乳被视为先心病患儿的一种医学干预措施。

1. 坏死性小肠结肠炎

先心病患儿的坏死性小肠结肠炎发生率及病死率非常高。单心室的先心病患儿最有可能发生坏死性小肠结肠炎,发病率为11%～20%,其中40%～71%的患儿会经历坏死性小肠结肠炎相关死亡。单心室患儿舒张期血流通过腹主动脉逆行可引起肠缺血、持续发绀、心输出量减少、术后喂养延迟以及肺循环和体循环不平衡,导致发生坏死性小肠结肠炎的风险增加。母乳中营养成分间的相互作用,使母乳在降低坏死性小肠结肠炎发生率及其严重程度方面具有重要作用。母乳可促进婴儿肠道中健康细菌的生长,促进胃蠕动和消化道成熟,最大限度地降低肠壁渗透性,减少Toll样受体4的激活,并对消化道具有抗炎作用。纯母乳喂养可将早产儿坏死性小肠结肠炎的发病率降低50%。

迄今为止,尚未有母乳在降低先心病患儿中坏死性小肠结肠炎发生率的相关研究。一项单中心研究旨在评价左心发育不全综合征新生儿术前喂养的风险和益处。由于高度关注坏死性小肠结肠炎,左心发育不全综合征新生儿,通常在术后才接受肠内营养。该研究包括45例左心发育不全综合征新生儿:31名在术前接受肠内喂养,14名新生儿直到术后才接受肠内喂养。虽然接受术前喂养的婴儿组比术后组更快地达到营养目标,两组中没有新生儿出现坏死性小肠结肠炎或喂养不耐受。该研究的作者将此归因于该医院对母乳的高利用率。因此,需要进一步研究以确定母乳是否确实降低先心病婴儿坏死性小肠结肠炎的发生率。鉴于目前在其他婴儿群体中的证据,对先心病婴儿的喂养建议是为提供其母亲自己的乳汁(MOM),如果无法获得MOM,则补充经巴氏消毒后的捐赠母乳(PDHM)。

2. 乳糜胸

乳糜胸是胸外科手术的一种罕见并发症,发生率为0.85%～3.8%,通常表现为乳糜液积聚在胸膜腔内。法洛四联症患儿和接受Norwood手术(纠正左心发育不全综合征的一种手术)或Glenn手术的患儿发生该并发症的风险最高,手术中的切口有时会损伤胸导管。母乳、配方奶和脂肪中存在的长链脂肪酸可导致术后乳糜胸。乳糜胸会增加生长发育受限、电解质丢失和蛋白质营养不良的风险。乳糜胸的患儿在治疗期间通常会过渡到含中链三酰甘油的配方奶粉(MCT)的喂养,持续时间为诊断后的6周。

这些患儿可继续母乳喂养,最好是脱脂母乳。一项研究建议用冷冻离心机以每分钟3 000转的速度旋转牛奶15分钟,充分分离乳汁中的脂肪,从过滤器中倒出乳汁,去除奶油层。然后进行奶油压积测量以确定脱脂奶中的脂肪含量。如果去除奶油层后,脂肪含量低于3%,则认为给婴儿喂养是安全的。另一项研究描述了一种类似制作方法,该方法可允许在乳糜胸治疗期间继续使用母乳喂养。

研究表明，在乳糜胸治疗期间继续接受母乳喂养的婴儿，其年龄别体重评分高于接受中链三酰甘油配方奶粉喂养的婴儿。一项单中心研究比较了脱脂母乳和中链三酰甘油的配方奶粉喂养的婴儿年龄别体重评分和年龄别身长评分，结果显示从入组到研究完成，母乳组的年龄别身长评分下降。虽然脱脂母乳的电解质含量与全母乳相同，用中链三酰甘油配方奶粉强化对于维持适当的生长仍然是必要的。尽管这样，婴儿在心脏病的术后即刻和长期治疗期间如果采用母乳喂养的话，仍然可以获得母乳的免疫保护，这些是中链三酰甘油配方奶粉喂养不能实现的。

3. 喂养困难、体重增加和母乳亲喂的益处和安全性

许多因素可导致先心病患儿喂养量不足和生长发育迟缓。发绀型先心病患儿喂养并发症的发病率和死亡率最高。心脏病本身和治疗过程增加了这些婴儿的代谢需求。喂养延迟会增加婴儿坏死性小肠结肠炎的风险，并延长达到喂养目标量所需的时间。Norwood术后咽喉功能障碍的发生率较高，以及潜在的神经系统损伤，导致该婴儿群体的口腔协调性差，并增加了误吸的风险。婴儿神经系统的发育成熟度，需要呼吸支持的时长和心肺旁路的持续时间也会影响喂养效果。

喂养不耐受是影响先心病患儿实现营养目标的主要因素。喂养不耐受的病因尚不清楚，判断的标准在各个医疗机构中存在差异。其典型特征为持续恶心、呕吐、易怒和胃胀。喂养不耐受可导致频繁的喂养中断，造成目标喂养量难以达到和生长发育受限。生长发育受限可增加死亡、发育迟缓和生活质量差的风险。这需要护理人员的密切合作，以确保每个婴儿都能达到营养目标，促进适当的生长发育。

与接受配方奶粉喂养的婴儿相比，母乳喂养的先心病患儿的年龄别体重评分有所改善。这可能是因为母乳易于消化。母乳的独特特性可促进患儿消

化并帮助消化道发育。母乳中的蛋白质浓度、免疫因子和消化酶可改善胃动力并避免胃肠功能紊乱。这些益处对于经常出现继发于心脏病的全身灌注减少的婴儿尤为重要。母乳的许多有益特性尚未被发现，而那些已经被发现的特性并不容易在配方奶粉中体现出。

传统上认为，母乳亲喂比奶瓶喂养更难，往往不鼓励母乳亲喂。无论采用何种方法，喂养都给先心病患儿家庭带来很多压力。先心病患儿母乳亲喂的研究有限，但现有研究表明，母乳亲喂可以改善该人群喂养和生长发育结局。母乳亲喂还可促进母子关系，帮助母亲积极照护婴儿，减少压力。一项研究发现，与奶瓶喂养的患儿相比，母乳亲喂先心病患儿的母亲更有可能感受到在喂养患儿的过程中"很快乐"，食欲也更好。科学、统一的母乳喂养管理、哺乳专家的指导以及母亲的积极性有助于成功实施先心病患儿的母乳喂养。尚未发现母乳亲喂与患儿先心病类型的相关性。因此，所有先心病患儿都应该母乳亲喂。

母乳亲喂的先心病患儿的年龄别体重得分高于奶瓶喂养的患儿。母乳亲喂也更能促进先心病患儿的生理和生长发育。与奶瓶喂养相比，母乳亲喂的患儿氧饱和度和体温下降更少。由于担忧经口喂养的安全性，奶瓶喂养通常作为第一次经口喂养的方式。然而，研究表明，母乳亲喂可以增加先心病患儿的稳定性，应鼓励将其作为第一次经口喂养方法。

如前所述，先心病患儿，尤其是接受Norwood手术的患儿，有较高的进食障碍风险。手术过程，气管插管的时长和延迟经口喂食都将增加吞咽困难和误吸的风险。研究发现，74.2%的术后先心病患儿有某种程度的吞咽困难。奶瓶喂养患儿比母乳亲喂的患儿更容易发生吞咽困难。该研究强调了母乳亲喂改善喂养结局的重要性，但还需要更多的研究来验证。

先心病患儿母乳摄入量的测量非常重要。母乳亲喂的前后测试婴儿体重，可以准确量化母乳喂

养的量。有些先心病患儿出生后能立即进行母乳喂养，这取决于疾病类型。如果状态稳定，鼓励新生儿出生后立即进行皮肤接触和母乳亲喂，直至接受手术。如果无法母乳亲喂，母亲应在1小时内开始挤奶，每2～3小时使用医院级电动泵奶器进行泵奶，每24小时泵8次或更多次。依赖泵奶器的母亲，一个泵奶器是不够的。

无法母乳亲喂的婴儿在使用挤出的初乳进行喂养后，应立即继续使用母乳进行口腔护理。直至婴儿能够首选母乳亲喂或用奶瓶喂养挤出的母乳。口腔护理已被证实可降低早产儿败血症的风险，并能够帮助母亲与孩子建立联系，母亲有也更有动力继续泵奶。

如果母亲发生泌乳Ⅱ期延迟，过渡到母乳喂养之前，先心病患儿应考虑使用捐赠母乳。捐赠母乳成本较低。考虑到先心病患儿发生坏死性小肠结肠炎的风险增加，应优先考虑接受纯母乳喂养。先心病患儿的能量需求增加，因此可能需要强化母乳，促进生长发育。乳汁充足（500～1 000 mL/d）的母亲可在指导下将乳汁分层，以提供脂肪和热量更高的母乳。除了促进亲子关系和母亲满意度，母乳亲喂还可增加体重、促进热量储存和减少耗氧，对婴儿产生积极影响。

第二节　先天性心脏病患儿的运动

随着医疗水平的发展，先天性心脏病患儿的存活率提高，约90%的先心病患儿可通过外科手术的方式存活至青少年期和成年。存活率的提高使得大家的关注点转移至生存质量上，患有复杂先心病的患儿有多系统发育障碍的风险，运动系统是患儿生后第一年最早显现的发育障碍，通常表现为全身肌张力减低，发生率高达40%～60%。其他发育障碍，如语言障碍、行为和学习困难，可能贯穿整个儿童时期，但往往在学龄期才变得明显。以运动为核心的心脏康复计划在成年人群中成功实施，是可行、安全、有益的，但在儿科人群的使用受到了限制，先

心病术后的患儿到底能不能运动，运动的强度有多大，值得探讨一下。

1. 运动功能障碍

先心病患儿运动功能障碍较为常见，运动功能包括以抬头、坐、爬、站、走等表现形式的粗大运动和以对指、抓握等表现形式的精细运动。对于大龄先心病儿童来说，运动功能障碍还包括运动耐力的降低，可表现为6分钟步行距离较正常儿童短，心肺运动试验中的最大心输出量和最大心率低于正常儿童。

2. 运动功能的评估

对于尚未行走的婴幼儿，通常在医院内由经过专业培训的评估师，采用标准化的、适龄的、可信度高的量表评估患儿的运动发育情况。对于大龄儿童可采用心肺运动试验的方式。贝利婴幼儿发育量表 第3版（Bayley Scales of Infant Development，BSID）、阿尔伯塔婴儿运动量表（the Alberta Infant Motor Score，AIMS）、皮博迪运动发育量表（the Peabody Developmental Motor Scales-Ⅱ，PDMS-Ⅱ）、婴儿运动表现测试（Test of infant Motor Performance，TIMP）是比较常用的量表。量表最大的区别在于适用患儿的年龄不同，TIMP主要适用于34周胎龄至出生后19周（校正后）的婴儿，AIMS适用于测量0～18个月婴儿的运动发育，BSID可用于评估0～42个月儿童，PDMS-Ⅱ适用于足月至76个月的儿童。对于大龄儿童可以采用心肺运动试验或跑步机运动测试的方式评估患儿的最大运动耐力，可得到各项肺功能和气体交换指数（最大摄氧量、无氧阈等）。如不具备进行心肺运动测试条件者，也可采用6分钟步行试验的方式。

3. 运动康复

（1）运动安全性监测：运动干预应建立在病史评估和体格检查的基础上，了解患儿有无潜在的先天性心脏病缺陷，初步评估患儿是否具有限制活动

强度和增加活动风险的因素,如心绞痛、呼吸困难、晕厥、发绀、心律失常等。运动安全性监测应包括在运动干预前、期间、后对患儿进行监测,记录患儿的心率、血氧饱和度、血压等生命体征,及早发现异常生命体征。对于参加袋鼠式皮肤护理的婴儿,除了要记录患儿的生命体征还应记录患儿的导管,妥善固定患儿的各项导管,包括各种血管通路、引流管、肠内营养管和呼吸支持管路等,避免管道脱出。对于大龄儿童推荐使用加速计、计步器、可穿戴式运动追踪器监测运动的安全性。加速计反映患儿开展中度至剧烈运动的分钟时长;计步器记录每天总步数;可穿戴式运动追踪器持续监测心率,并进行远程监控获得身体活动强度和持续时间的直接生理指标。目前已有的研究尚未见运动相关不良事件的报道。

(2)运动训练形式:早期接受心脏手术的婴儿会出现持续整个婴儿期的大运动迟缓及运动障碍,包括躯干伸展和躯干主动旋转的滞后、屈肌和伸肌控制的不平衡,以及爬行的不对称等。对于婴儿来说,可采用俯卧位、袋鼠式护理和被动运动的方式。幼儿和儿童可根据患儿的病种和术后恢复情况采取相应的运动方式。运动训练的方式应由具备心血管相关知识的医生在评估患儿的基础上,制定运动方案,把控运动风险。运动训练处方应遵循FITT(Frequency、Intensity、Time、Type)原则,即在运动频率、运动强度、运动时间和运动类型4个方面均有相应的要求。

运动功能障碍的婴儿通常表现为全身肌张力降低,导致他们不喜欢俯卧位,因为俯卧位要求患儿的头、颈、躯干能够抵抗重力。因此可采用小毯子或者靠垫帮助婴儿保持俯卧位的状态,每天3次。每次5分钟进行运动锻炼。袋鼠式护理,作为一种非药物舒缓措施,是一种低成本、低风险的干预措施。由患儿父母将仅着尿布的患儿抱在胸前,能够降低患儿的疼痛、降低皮质醇水平、减少住院时间。被动运动包身体关节的内收、外展,四肢的屈伸,温柔的压迫,加强颈部、胸部和四肢的肌肉训练等,使婴儿采取并保持反重力姿势,如仰卧时将双手置于中线,俯卧时保持前臂支撑姿势,或保持坐姿等。根据心肺功能的静态及动态评估后制定不同张度处方:对于累及心肺功能受限的孩子可能从低强度运动开始,还是要基于评估。

(3)运动强度:运动强度的高低通常取决于运动对于呼吸和心率的影响,低强度运动如平坦地面缓慢步行,中等强度运动如正常速度骑自行车、快步走等,高强度运动如快速跑步、快速骑自行车等。世界卫生组织(WHO)提出,5~17岁的健康儿童每日至少进行1小时的中等强度至高强度运动。对于心脏术后没有残余分流的患儿,每日运动训练目标与一般患儿相同。对于心室功能障碍、肺动脉压力升高、右或左心室流出道梗阻和(或)主动脉扩张的患儿,根据异常心脏状况的严重程度,每日强度应降低到中等或低水平(基于医生对每个患儿的个体评估,根据评估结果,选择适合的运动方式及频率)。对于遗传性心肌病,长QT间期综合征和其他先天性离子通道病,部分心律不齐以及先天性冠状动脉异常的患儿应限制活动。对于接受抗凝治疗或植入装置(如起搏器)的先天性心脏病患儿应避免直击胸部的运动(如拳击、橄榄球等)。医生应根据患儿的活动量和身体状况对运动处方进行动态调整。

心脏手术术后能参加运动吗?答案是肯定的,只需采取科学的运动方式合理运动。先心病术后患儿运动能力的降低除了与手术有关外,与父母、医务人员、教练对于运动风险和益处的评估有相当大的关系。早期的运动干预不仅有助于运动功能的恢复,还有助于改善先心病术后患儿神经发育障碍。因此,提倡先心病患儿术后早期即开展科学运动康复。

第三节 先天性心脏病患儿的 出院及随访须知

出院后的随访十分重要。特别是曾经入住新生儿重症监护室的患儿,更有可能在出院后遇到问题。

前往医院就诊时,请带上孩子目前使用的药物清单,如果需要继续服用,请告知医生。在医生的指导下,请携带孩子接受进一步的检查。

美国儿科学会建议父母应在婴儿出院前接受婴儿心肺复苏(CPR)培训。新生儿和儿童的心肺复苏培训和资料可以通过红十字会、图书馆、医院等途径获得。家长将学习基本的心肺复苏(CPR)技能来帮助宝宝,直到急救人员到达。如果发生紧急情况,心肺复苏可以通过重建心脏、大脑和其他器官的血流和恢复呼吸来挽救宝宝的生命。在许多不同的紧急情况下,如窒息、事故、溺水和疑似婴儿猝死综合征,心肺复苏都是必要的。只有当患儿没有呼吸、心跳或无反应时,应该立即进行心肺复苏。

患儿出院时,家长可能会感到非常焦虑,但熟悉急救程序将有助于减少家长的恐惧,增加在家中照顾孩子的信心。患儿住院时,与新生儿重症监护室的医务人员保持沟通和合作,将帮助患儿更好地做好患儿从出院过渡到家中的准备。如果家长在理解婴儿心肺复苏(CPR)的步骤上有困难,可咨询医务人员。学会婴儿心肺复苏(CPR)后,应经常复习步骤。紧急情况下,家长忘记心肺复苏(CPR)步骤是正常的。拨打120时,家长应该告知遇到的问题,急救人员会通过电话指导,直至到达患儿家中。学习心肺复苏的主要目的是在紧急情况下、急救人员达到前,帮助挽救孩子生命,增加生存机会。

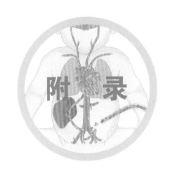

附　录

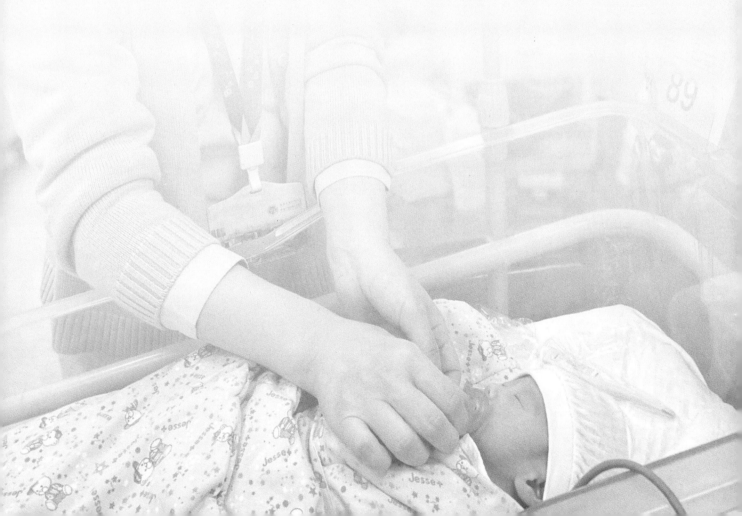

附录表1　心脏杂音听诊部位

听诊部位	杂音级别	听诊特点
二尖瓣区：位于心尖搏动最强点，又称心尖区 肺动脉瓣区：位于胸骨左缘第2肋间 主动脉瓣区：位于胸骨右缘第2肋间 主动脉瓣第二听诊区：位于胸骨左缘第3肋间 三尖瓣区：位于胸骨下端左缘，即胸骨左缘第4、5肋间	1	很弱，在安静环境下仔细听诊才能听到，易被忽略
	2	较易听到，不太响亮
	3	明显的杂音，较响亮
	4	杂音响亮
	5	杂音很强，且向四周甚至背部传导，但听诊器离开胸壁即听不到
	6	杂音震耳，即使听诊器离胸壁一定距离也能听到

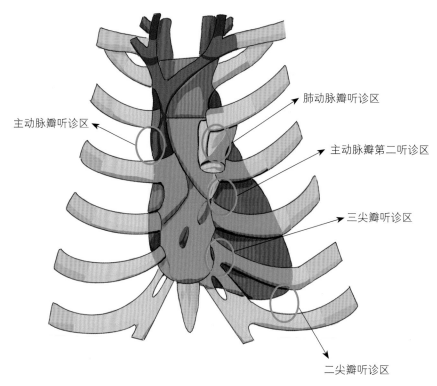

附录图1　心脏杂音听诊部位

附录表2　测量双部位血氧的方法（探头的具体放置位置）

阳性填写字段	
字　段	备　注
婴儿姓名	
性别	
出生日期	
母亲姓名	
证件类型	身份证、护照、其他
证件号码	
特殊情况	未筛查转诊
产前超声先心病确诊	是、否
是否签署知情同意书	
筛查日期	
右手血氧饱和度	
任意脚血氧饱和度	
复查右手血氧饱和度	
复查任意脚血氧饱和度	
转诊机构	
民族	
省份	
详细地址	

阳性填写字段	
字　段	备　注
联系人1	
联系人1手机	
联系人1固定电话	
诊断信息	
诊断日期	
诊断信息	ICD编码
诊断结果	未发现心脏问题、发现心脏问题、心脏问题待确认
心超报告	附件
治疗信息	
评估日期	
评估结果	修正诊断、维持原诊断
是否手术	
治疗日期	
手术类型	开胸手术、经导管介入、镶嵌治疗
手术结果	治愈、好转、未愈、死亡、自动出院、其他

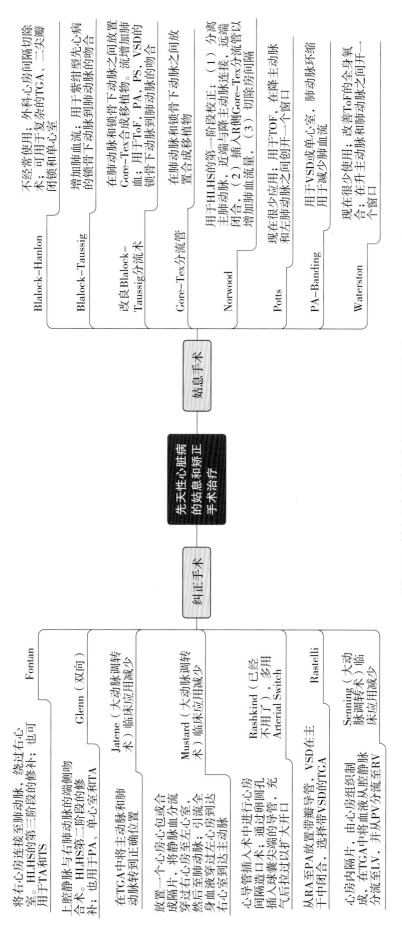

附录图 2　新生儿先天性心脏病的手术名称及介绍

缩略语

ABG —— 动脉血气
AR —— 主动脉回流
AS —— 主动脉瓣狭窄
ASD —— 心房间隔缺损
AV —— 房室的
CHD —— 先天性心脏病
CHF —— 充血性心力衰竭
CoA —— 主动脉缩窄
DA —— 动脉导管
DORV —— 右心室双出口
ECD —— 心内膜垫缺损
FO —— 卵圆孔
HLHS —— 左心发育不全综合征
IAA —— 主动脉弓离断
IVC —— 下腔静脉
LA —— 左心房
LPA —— 左肺动脉
LV —— 左心室
LVH —— 左心室肥大
MPA —— 肺动脉主干
OFT —— 流出道

新生儿先心病

缩略语

肺动脉闭锁 —— PA
肺血流量 —— PBF
动脉导管未闭 —— PDA
肺水肿 —— PE
前列腺素E（前列腺素）—— PGE1
肺动脉狭窄 —— PS
肺静脉 —— PV
肺血管阻力 —— PVR
右心房 —— RA
右肺动脉 —— RPA
右心室 —— RV
右心室肥大 —— RVH
上腔静脉 —— SVC
三尖瓣闭锁 —— TA
完全性肺静脉异位引流 —— TAPVC
大动脉转位 —— TGA
法洛四联症 —— ToF
三尖瓣反流 —— TR
三尖瓣狭窄 —— TS
三尖瓣 —— TV
室间隔缺损 —— VSD

附录图3 新生儿先天性心脏病相关词语的缩写

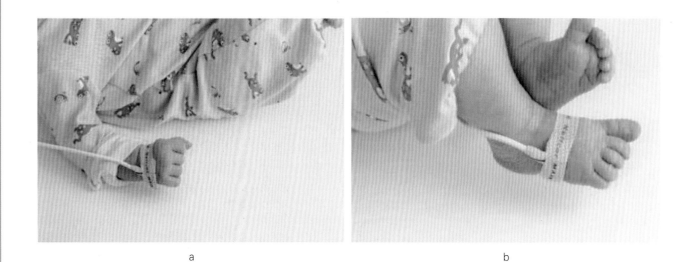

a   b

附录图4 测量双部位血氧的方法(探头的具体放置位置)

a. 右手手掌;b. 任何一只脚的脚掌。